やさしくわかる

歯と口腔の
ビジュアルガイド

Visual Guide for Dental Medicine

井出吉信 監修

阿部伸一・小林明子・村上恵子 編

医歯薬出版株式会社

This book was originally published in Japanese under the title of:

HA–TO KOUKU–NO BIJUARU GAIDO
（Visual Guide for Dental Medicine）

Editors:
IDE, Yoshinobu et al.
IDE, Yoshinobu
　President and Dean, Tokyo Dental College

© 2019 1st ed.

ISHIYAKU PUBLISHERS, INC.
　7-10, Honkomagome 1 chome, Bunkyo-ku,
　Tokyo 113-8612, Japan

はじめに

　『歯と口腔のビジュアルガイド』が完成しました．本書の旧版が発行されたのは2007年．デンタルハイジーンの別冊という形でまとめられた旧版は，幸いにも多くの読者の支持を得て，その間ご意見やご質問を寄せていただきました．そこで今回，「図を増やしてほしい」，「臨床とのつながりをより多く解説してほしい」といった要望を取り入れ，一部内容を刷新し書籍という形での新たな出版となりました．

　本書のコンセプトは旧版と変わらず，「歯科衛生士・歯科医師・歯科技工士が真のチーム医療を行うにあたり，同レベルの知識を共有するための学習に活用する書」というもので，できるだけわかりやすい図や写真を用い，平易な解説に留意し作成いたしました．

　CHAPTER 1では，咀嚼や嚥下機能を担う口腔から咽頭，そして顎関節の形態を3次元的に解説し，そこでは歯肉や粘膜の裏側，顎骨の生涯の変化までもイメージできるように，臨床目線での多くの解剖写真を用いた構成としました．さらにはわかりやすい組織像や病理像を用い，日ごろの臨床のさまざまな問題点とリンクさせた解説が挿入されています．CHAPTER 2では，成長期・壮年期・老年期に生じる口腔内のさまざまな変化，痛み・齲蝕・歯周病などを発症した際の変化について，口腔内写真・組織像・病理像を用いて解説しています．CHAPTER 3では，エックス線写真から得られる情報と，生体の正常構造・病的変化をリンクさせることができるように全体の構成を組んでいます．CHAPTER 4ではスケーリングという視点から，歯や歯周組織の構造を解説しています．部位によるスケーラー選択，スケーラー先端部分と歯面との角度などには，基礎的理由があることを理解していただけると思います．

　本書は歯学部や歯科衛生士校の教育の場，臨床の現場で活躍されている歯科衛生士はもちろん，各診療所スタッフ皆で知識を共有するため，さらには患者さんへの説明用としても活用していただきたいと願っています．

監修・編集者一同

やさしくわかる　歯と口腔のビジュアルガイド

CHAPTER **1** 基礎を固める！口腔と口腔周囲のしくみ ……… 7

1 顎骨のしくみと変化を理解しよう ……… 8
阿部伸一・井出吉信・小林明子

2 顎関節はなぜスムーズに動くのか ……… 14
阿部伸一・井出吉信・小林明子

3 咀嚼・嚥下のメカニズム ……… 22
阿部伸一・井出吉信・小林明子

4 口腔の粘膜をじっくり見てみよう ……… 31
橋本貞充

5 正常な歯周組織とは？ ……… 34
橋本貞充

6 歯の構造を知る ……… 45
橋本貞充

7 唾液の働きをみる ……… 56
橋本貞充

8 歯の痛みはどこからくるのか ……… 60
阿部伸一・井出吉信・小林明子

研究Pick UP 歯の痛みはなぜ起こるのか？　佐藤正樹 ……… 63

9 粘膜と義歯 ……… 64
松永　智・阿部伸一・井出吉信・小林明子

10 天然歯とインプラントの周囲組織を比較する ……… 71
矢島安朝・小林明子

CHAPTER **2** 見逃さないで！口腔内の小さな変化が意味すること ……… 77

1 まず理解しておきたい　歯の発生・交換のプロセス ……… 78
山本将仁・阿部伸一・井出吉信・小林明子

CONTENTS

2 | 口腔粘膜の変化 …… 84
橋本貞充

3 | 歯周組織の変化 …… 90
橋本貞充

4 | 歯の硬組織と歯髄の変化 …… 101
橋本貞充

5 | 齲蝕による歯の変化 …… 104
橋本貞充

6 | 唾液腺の変化 …… 113
橋本貞充

7 | 粘膜の色の変化から口腔がんに気づく …… 116
片倉　朗・小林明子

症例Pick UP メインテナンスの「曲がり角」に歯科衛生士はどう対応するか …… 120
品田和美・橋本貞充

CHAPTER **3** 診る目を養う！ エックス線画像が教えてくれる情報を整理する …… 135

1 | パノラマエックス線画像ビジュアルガイド …… 136
後藤多津子

2 | 小児のパノラマエックス線画像 …… 140
後藤多津子

3 | 口内法エックス線画像ビジュアルガイド …… 142
後藤多津子・小髙研人・阿部伸一

4 | 口内法エックス線画像からわかる疾患・異常像 …… 147
後藤多津子

5 | 歯科用コーンビーム CT から何がわかるの？ …… 152
後藤多津子

研究Pick UP 脳には地図がある　後藤多津子 …… 154

CONTENTS

6 **VF 検査で何がわかるの？** ……… 156
後藤多津子

症例 Pick UP 患者さんと長く付き合うために必要なエックス線の知識 小林明子 ……… 158

CHAPTER **4** **手技を磨く！** インスツルメンテーションに注意が必要な歯牙徹底分析 ……… 161

1 **上顎歯列** ……… 162
村上恵子・鍵和田優佳里・阿部伸一

2 **下顎歯列** ……… 164
村上恵子・鍵和田優佳里・阿部伸一

3 **上顎切歯** ……… 166
村上恵子・阿部伸一

4 **上顎第一小臼歯** ……… 170
鍵和田優佳里・阿部伸一

5 **上顎第一大臼歯** ……… 172
村上恵子・鍵和田優佳里・阿部伸一

6 **上顎第二大臼歯** ……… 177
村上恵子・鍵和田優佳里・阿部伸一

7 **下顎側切歯** ……… 179
鍵和田優佳里・阿部伸一

8 **下顎第一大臼歯** ……… 181
村上恵子・阿部伸一

9 **下顎第二大臼歯** ……… 185
村上恵子・鍵和田優佳里・阿部伸一

CHAPTER 1

基礎を固める！
口腔と口腔周囲のしくみ

1 顎骨のしくみと変化を理解しよう

阿部伸一・井出吉信
小林明子（図9, Clinical Hint 担当）

上顎骨のしくみ

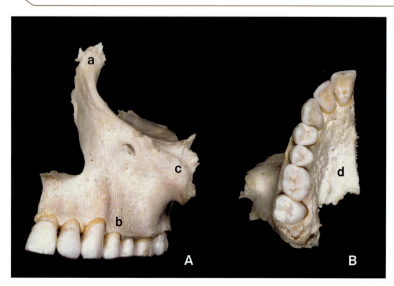

図1 外面（A）および下方（B）から観察した上顎骨
a：前頭突起
b：歯槽突起
c：頬骨突起
d：口蓋突起

　上顎骨は口腔の上部に位置し，顔面の約2/3を占める左右一対の骨です．ピラミッド型を呈し，内部に上顎洞を有する骨体部と，これより突出する前頭突起，頬骨突起，口蓋突起，歯槽突起によって構成されています．歯槽突起には歯が植わっています．

上顎大臼歯と上顎洞底はこんなに近い！

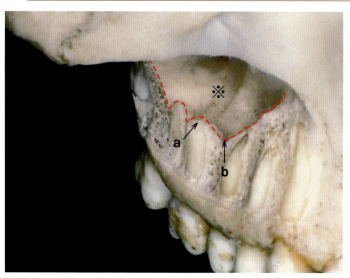

図2 右側の上顎骨の皮質骨を削除して，上顎洞（※）と根尖の位置を観察したところ．根尖と上顎洞の間には一層の骨がある（点線）．
a：上顎右側第一大臼歯の根尖　b：上顎洞底

　上顎洞は上顎骨体と類似の形態を呈し，尖端が後方の頬骨突起側に向かった錐体形をなしており，一般に第一小臼歯近心側から第三大臼歯遠心側まで広がっています．上顎洞底は，上顎第一大臼歯，第二大臼歯付近でもっとも下方へ下がるため，上顎大臼歯の根尖は上顎洞底ときわめて近接しています．上顎骨は周囲に皮質骨，内部に骨梁（海綿骨）が存在します．

CHAPTER 1
基礎を固める！口腔と口腔周囲のしくみ

下顎骨のしくみ

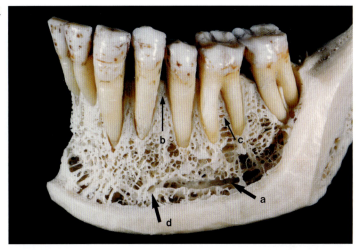

図3　頬側の皮質骨を除去して観察した下顎骨の内部（左側）
a：下顎管
b：槽間中隔
c：根間中隔
d：オトガイ孔

　歯は顎骨に「釘植(ていしょく)」という様式で植わっています．「釘」は「くぎ」という字です．釘を板に打ちつけたところを想像してみると理解しやすいかもしれません．板に入り込んだ部分が歯根，板につくられた凹みが歯槽に相当します．歯根は，顎骨の歯槽に歯根膜というクッションを介してはまり込んでいます．

　「槽」という言葉は「容器」を表します．水を入れる容器は水槽ですから，歯槽は歯（歯根）を入れる器ということになります．そのため，歯槽は歯根の形を反映するのです．

　下顎骨も上顎骨同様，周囲に皮質骨，内部に骨梁（海綿骨）が存在します．

歯を支える下顎体　噛むための下顎枝

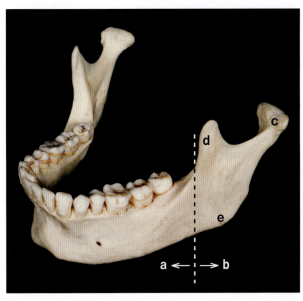

図4　下顎骨
a：下顎体
b：下顎枝（筋部）
c：関節突起
d：筋突起
e：咬筋粗面

　下顎骨は上顎骨とは異なり独立した骨で，顎関節を介して側頭骨と連結しています．馬蹄形をなす下顎体と，この後方に位置し，咀嚼筋が付着する下顎枝（筋部）とに大きく区別されます．

　下顎体の上部は，歯が植立する歯槽部なので，下顎体は歯を支えるための部分，下顎枝は下顎骨を動かし噛むための部分ということができます．

9

1 顎骨のしくみと変化を理解しよう

顎骨は"骨に歯が植わっている"特殊な骨

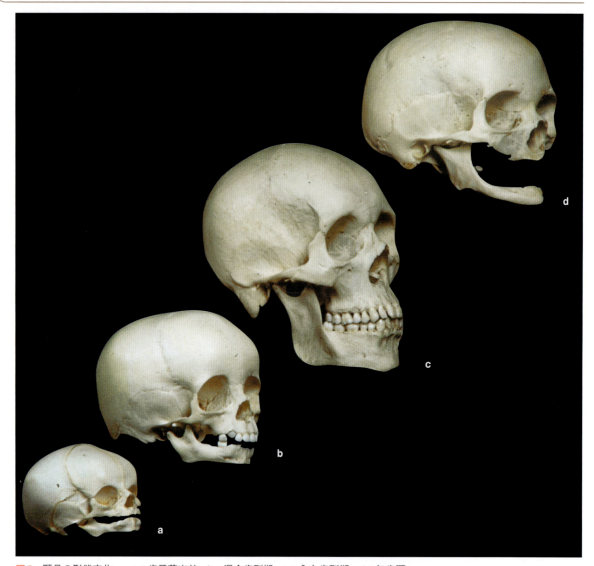

図5 顎骨の形態変化　　a：歯牙萌出前　b：混合歯列期　c：永久歯列期　d：無歯顎

　骨は，身体の支柱をなす骨格を形成し，重要な臓器を囲み，保護する働きをしますが，顎の骨（上顎骨・下顎骨）は，200個余りある全身の骨のなかで，「歯が植わっている」という特殊な環境に置かれています．つまり，歯を介して咬合力が直接，骨内部にまで負荷されるため，顎骨の構造は歯の植立状況の影響を大きく受けるのです．

　乳歯萌出前の小児顎骨は，歯根が植立する部分の歯槽骨が十分に形成されていないため，高さが低いのですが，歯の萌出に伴って歯槽部の形成が進み，顎骨の高さは徐々に大きくなります（図5-a～c）．しかし，歯を喪失すると，歯が植立していた部分が骨吸収を起こし，高さが急激に減少します（図5-d）．

歯の喪失と上顎骨の変化

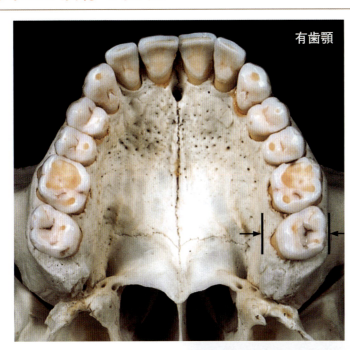
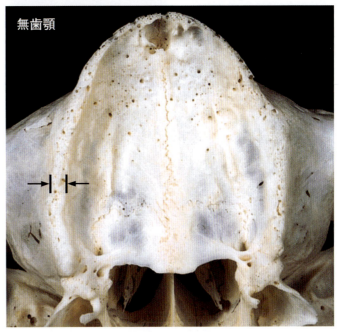

図6 歯の喪失後の上顎骨の形態変化
無歯顎になると歯槽堤の幅（矢印）が減少する

　歯を喪失すると，それに伴って顎骨も変化していきます．まず上顎骨は，歯を喪失すると，外部形態，内部構造に変化が生じます．歯槽突起が吸収され，上顎骨の高さが低くなるのです．歯槽突起の吸収は全体的に唇（頬）側から起こるため，無歯顎になると歯槽頂は舌側に移動します．したがって，歯槽頂がつくる馬蹄形は，有歯顎に比べて小さくなります．

1 顎骨のしくみと変化を理解しよう

歯の喪失と下顎骨の変化

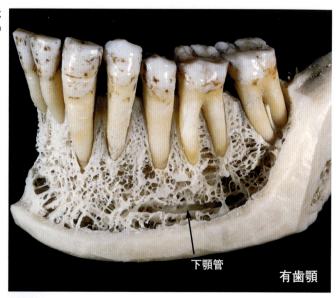

図7 歯の喪失後の下顎骨の形態変化
左側外面の皮質骨を除去して骨の内部を観察

下顎管
有歯顎

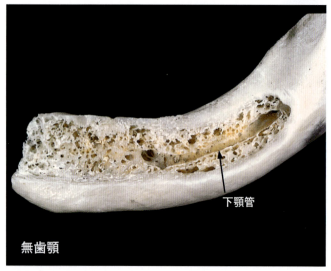

下顎管
無歯顎

　次に，下顎骨を見ていきましょう．歯を喪失すると，歯を支えるための歯槽部が次第に消失し，ついには頰側臼歯部ではオトガイ孔の位置まで，舌側臼歯部では顎舌骨筋が付着する顎舌骨筋線まで吸収され，下顎体の約1/2の高さになってしまいます．また，内部構造においても大きな変化が生じ，有歯顎では少なかった基底部の骨梁が増加します．
　「義歯を装着するだけで痛い」という患者さんはいらっしゃいませんか？　その理由はさまざまですが，顎舌骨筋線の突出部が，義歯装着時の床下粘膜の疼痛の原因になっている場合があります．

Clinical Hint ● 小林明子

　歯周治療においては，まず"歯を保存すること"が大前提．しかしながら，歯周病の進行は歯槽骨を喪失していくことであり，歯を考える前に歯が埋まっている骨（歯槽骨に釘植）について深く理解していることが重要です．顎骨と歯槽骨，歯槽骨と歯の関係は，機能や炎症から反映されることも理解してこそ，歯を守ることができるでしょう．
　私たちは"歯を守る"から"骨を守る"へと視点を転換する必要がありそうです．

上顎骨と下顎骨の違いを理解しておこう

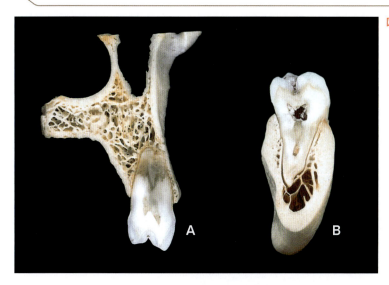

図8 上顎骨と下顎骨の違い
上顎骨（A）と下顎骨（B）における皮質骨の厚みと根尖の位置の違い（臼歯部）

「下顎のほうが麻酔が効きにくい」と聞いたことがありませんか？ 歯科治療時には，患者さんの痛みを最小限に抑えるために，浸潤麻酔法が多く用いられています．麻酔の効果は，その浸透性によって左右されます．

図8のように，上顎は，皮質骨が薄く根尖が骨壁に近接しているため麻酔が効きやすいのですが，下顎は，皮質骨が厚く根尖と骨表面との距離が離れているため，効果が不十分となることが多いのです．下顎の骨梁（海綿骨）は太く板状ですが，上顎の骨梁は細くスポンジ状を呈しています．

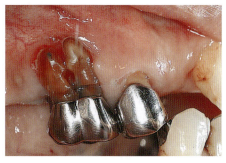

図9 歯周炎により歯根が根尖近くまで露出している

図8で示されているように，下顎骨に比べて上顎骨の皮質骨は薄いため，歯周炎による歯肉退縮や骨吸収によって根面が露出しやすい傾向があります．（小林明子）

Clinical Hint ● 小林明子

歯を取り巻く歯槽骨は，全周が均一の厚みがあるわけではありません．特に上顎臼歯頬側や大臼歯口蓋側は皮質骨の厚みが薄かったり，また海綿骨がなく直接皮質骨が直接固有歯槽骨と癒合している場合もあります．さらに，上顎大臼歯根尖が上顎洞に接近していたり穿通している場合があるということを意識して，エックス線画像を確認する必要があります．しかし，頬側や口蓋側はエックス線では確認することが難しいため，現在ではCT画像診断が有効になります．

2 顎関節はなぜスムーズに動くのか

阿部伸一・井出吉信
小林明子（Clinical Hint 担当）

繊細で複雑な機能を担う顎関節

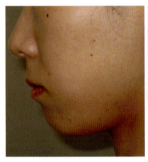
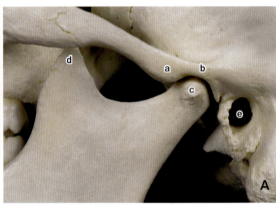

図1-A　閉口時の顎関節の骨部
a：関節結節
b：下顎窩
c：下顎頭
d：筋突起
e：外耳道

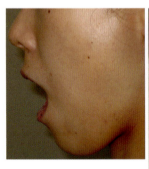
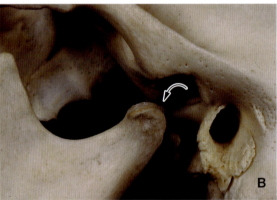

図1-B　開口時の顎関節の骨部．下顎頭は，開口時，矢印の方向へ移動する

　ヒトの顎関節は，下顎骨関節突起上端の下顎頭と，側頭骨の下顎窩，関節結節の間でつくられる左右で一対の「複関節」という構造です．両側が同時に機能する単純な蝶番運動に，回転運動が加わった複雑な動きをするという，ほかの部位の関節とは異なった特徴があります．そのため片側に顎位の変化などが生じた場合，他側にも影響が及ぶこととなります．
　このように顎関節は，非常に繊細で複雑な機能を担っているため，顎機能の変化に適応できなくなることがあります．たとえば，歯牙喪失，不適合補綴物の装着，第三大臼歯の萌出などによって咬合関係に変化が起きると，顎関節のどこかに機能的なストレスが生じ，顎関節症を発症するのです．

CHAPTER 1 基礎を固める！ 口腔と口腔周囲のしくみ

顎関節は滑膜性の関節

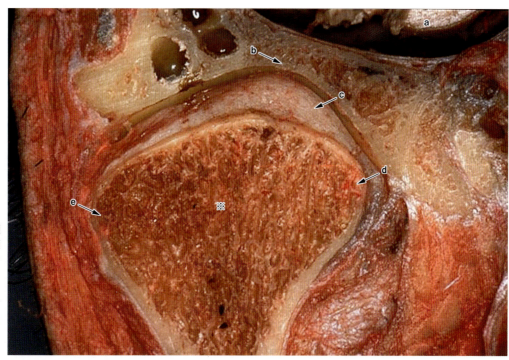

図2 顎関節の前額断面像．下顎頭（※）は関節円板で覆われていることが観察される
a：頭蓋腔　b：下顎窩　c：関節円板　d：内側棘　e：外側棘

　顎関節を前額断して観察してみます．頭蓋腔との位置関係はとても近いことがわかります．また下顎頭は外側棘と内側棘をもつラグビーボールのような形態を呈しており，関節円板が両端を包むように付着しています．また，関節全体は関節包に包まれ，内部は関節液（滑液）で満たされており，顎関節のスムーズな動きを実現しています．このような関節を滑膜性の関節と呼びます．

Clinical Hint ● 小林明子

　人間のからだの206の骨のうち，関節は144個といわれていますが，それらは関節と関節，靭帯とでつながれて，それぞれの機能を果たします．3つ以上で構成される関節は複関節といいますが，そのなかでも顎関節は，1つの下顎骨の端と端に離れたところにある2つの下顎頭が左右の頰骨より組み合わされ，関節を構成します．

　左右の顎関節は，同時に異なる運動を左右前後，斜め上下に動くことができる生体で唯一特殊な関節といえます．顎位置を決定している歯，筋肉，顎関節の形態により，さらにさまざまな要素が組み合わされるため，その動きは複雑であり理解しにくくなっています．常に平面的な見方をするのでなく，三次元的または時間の経過を加えた四次元的な観察と思考が重要なのです．たとえば右側に強い衝撃を受けた場合などは，その衝撃が反対側に伝達され左側の顎関節が骨折することがあり，廻達骨折と呼ばれます．

2 顎関節はなぜスムーズに動くのか

顎関節のスムーズな動きをつくり出している組織

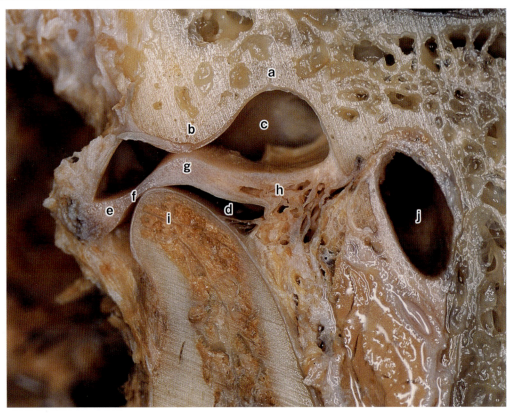

図3　開口時の顎関節部（下顎頭中央部で矢状断）．関節円板は中央部が狭窄し，関節結節と下顎頭の間に位置する
　　a：下顎窩　b：関節結節　c：上関節腔　d：下関節腔　e：関節円板（前方肥厚部）　f：関節円板（中央狭窄部）　g：関節円板（後方肥厚部）　h：後部結合組織　i：下顎頭　j：外耳道

　顎関節は，側頭骨の関節結節 (b) および下顎窩 (a)，そして下顎骨の下顎頭 (i) からなる骨部に，軟組織性の構造物が付随して関節として機能しています．

　顎関節を構成する軟組織部としては，関節円板 (e～g)，関節包，筋，靭帯があげられます．関節円板は下顎窩，関節結節と下顎頭の間に存在する線維性の円板で，関節腔を上関節腔と下関節腔に分け，周囲が関節包で包まれています．また，関節円板は後部結合組織によって，閉口時にもとの位置に戻ることができます．

　各組織がそれぞれの役割を担うことで，顎関節はスムーズに動くのです．

下顎頭のスムーズな動きを助ける関節円板

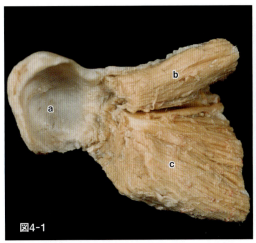
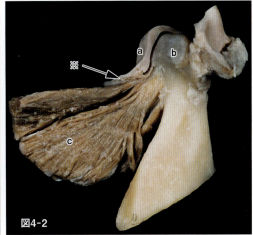

図4-1 下顎頭を除去し，下方から観察した関節円板
　a：関節円板　b：外側翼突筋上頭　c：外側翼突筋下頭
図4-2 関節円板を割断し，側方から観察した顎関節部
　a：関節円板　b：下顎頭　c：外側翼突筋　※外側翼突筋が関節円板に付着する部位

　関節円板は，帽子のように下顎頭を覆っています（図4-1）．咀嚼運動の際に，関節円板は，下顎頭（図4-2のb）をスムーズに動かすために，骨と骨の緩衝的な役割をしています．また，下顎頭（翼突筋窩）には外側翼突筋（図4-1のb，c，図4-2のc）が付着し，下顎を動かしています．

関節雑音，クリック音の原因は？

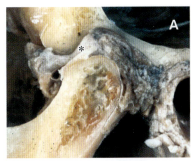
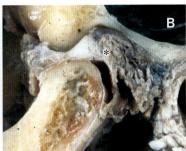
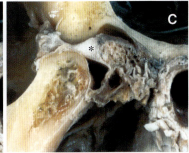

図5 開口時の下顎頭と関節円板（＊）の動き（A→C）

　外側翼突筋の一部の筋線維は関節円板にも付着し，下顎頭とともに関節円板も同時に動かしています．
　顎関節症の患者さんからの訴えに多い，関節雑音，クリック音などは，顎位をはじめとする何らかの問題によって関節円板のスムーズな動きが遮られていることが原因です．

2 顎関節はなぜスムーズに動くのか

食性が顎の形態を決める

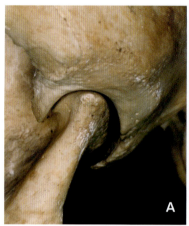
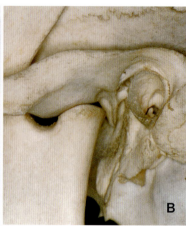
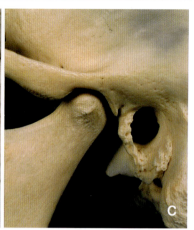

図6 食性による顎関節部の形態の違い　A：肉食類（トラ）　B：草食類（ヤギ）　C：雑食類（ヒト）

　肉食類（トラ）では，下顎窩の前方と後方に突起があり，下顎窩は深い陥凹となっています．草食類（ヤギ）では，肉食類に比べ，下顎窩は浅く臼磨運動に適しています．

　そして，有歯顎の雑食類（ヒト）の顎関節部は，肉食性動物や草食性動物にみられる特徴が混合調和した形態で，咬断および臼磨運動がバランスよく行えるようにつくられているのです．

　顎の形態は，食性の違いによる高度な機能的適応によって生じたものです．現代人における顎関節の構造も同様に形成されたと考えられますが，雑食性動物では，ある食性に対する特殊性をもたない代わりに，機能的な曖昧さをあわせもっているといえます．この曖昧さに対する適応のよし悪しも，今日の顎関節疾患の増大に拍車をかけているものと思われます．

歯の萌出に伴う顎関節の変化

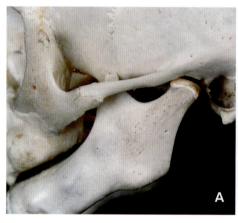
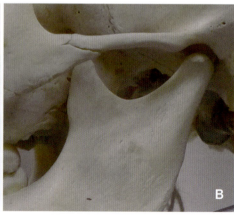

図7 成長期の顎関節
　　（A：乳児期　B：小児期）

　顎関節の下顎窩は歯の萌出前は平坦で，下顎頭がはまり込むような構造にはなっていません．しかし乳臼歯の萌出とともに下顎窩は深くなり，第一大臼歯咬合完成に伴って，下顎頭がしっかりと関節するようになります．

歯の喪失に伴う顎関節の変化

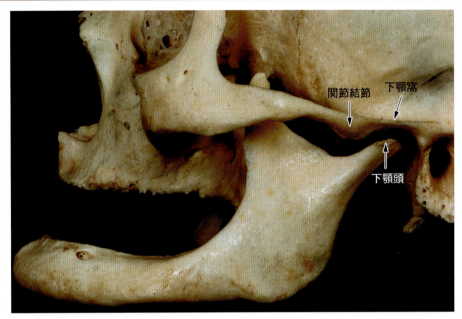

図8　顎関節の形態変化（無歯顎）

　顎関節の加齢変化としては，とりわけ歯の喪失により形態が大きく変化します．骨の変化では，有歯顎に比べ，無歯顎では前方の関節結節の高さが減じます．この変化により，下顎窩底から関節結節にいたるS字状カーブは平坦になります．義歯を装着していなかったり，咬合不良のまま放置されていると，さらに下顎頭の丸みはなくなり，小さく変形します．このことが，無歯顎の患者さんの顎位が容易に変位してしまう原因となっているのです．

Clinical Hint ● 小林明子

　顎関節は第一大臼歯咬合完成に伴って形成が完了してきますが，それらの時期に変形するような体癖（頬杖，寝かた）や歯列不正，食事の噛み癖などにより，左右に非対称的な影響を受けてしまうことがあります．さらに関節突起および筋突起，下顎枝や顎顔面の形状の個体差とともに，それに付着し機能に携わる筋肉の状態にも大きく関係しています．

顎関節はなぜスムーズに動くのか

歯の喪失は，骨の内部にも影響を与える

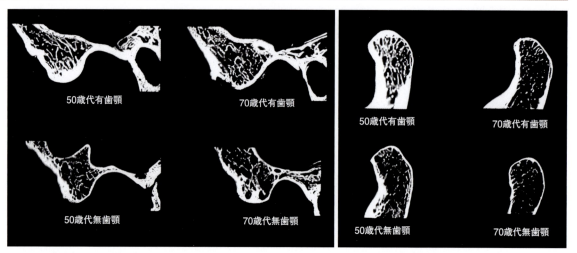

図9 歯の喪失に伴う関節結節，下顎窩の内部骨梁構造の変化を示す軟エックス線像

図10 歯の喪失に伴う下顎頭の内部骨梁構造の変化を示す軟エックス線像

下顎頭の変形

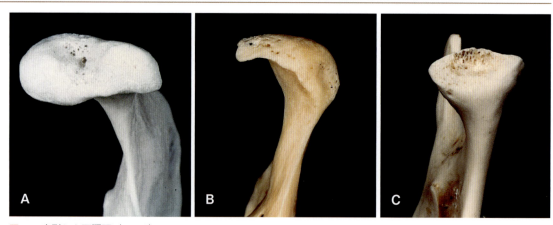

図11 変形した下顎頭（A～C）

　顎関節部の切片像を観察すると（図9，10），有歯顎では，皮質骨の厚みは太く，内部にも太い骨梁が散見されます．しかし，無歯顎では，内部骨梁は細く粗に変化します．また，下顎頭にはまれに異常な変形がみられます（図11）．この異常な変形の原因としては，咬合関係の異常などさまざまなことが考えられます．そしてこの変形が，何らかの症状として必ず表われるわけではありません．

顎関節の加齢に伴う変化

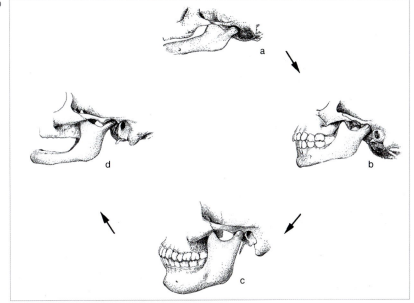

図12 顎関節部の加齢変化
a：歯牙萌出前
b：乳歯列期
c：永久歯列期
d：歯牙喪失後

顎関節は機能的な要素で形づくられるため，その基本形態を理解するとともに，歯の喪失など咬合状態の変化に影響を受け，常にその形態を変化させていることを理解することが重要です．

Clinical Hint ● 小林明子

"顎が痛いんです"と患者さんが訴えたとき，どのように対応したらよいでしょうか？

顎関節の障害にはいくつかの分類があります．2013年日本顎関節学会では，① 咀嚼筋痛障害，② 顎関節痛障害，③ 顎関節円板障害，④ 変形性顎関節症の4つに顎関節症を分類しています．ここでこのような訴えの患者さんには，メディカルインタビューで「痛みのおもな部位は関節なのか？ 下顎角（咬筋の付着部），頬骨部（咬筋起始部）やこめかみ（側頭筋起始部）なのか？」「右左どちらなのか？」「いつ痛いのか？ 起床時，食事時なのか？ または大開口したときなのか？」「食いしばりなどがあるか？」などを聞き取ります．

顎関節は単に骨のつなぎめではなく，筋肉によりつながり常に機能しているため，長時間に強い機能が加われば咀嚼に関係する筋肉（開口筋，閉口筋など）は疲労します．そのため，咬筋起始部の頬骨弓部や側頭骨の側頭窩などが痛くなるのです．さらに，「アゴがガクガクする」とか，「ギーギーと音がする」などの場合は，関節円板にも問題が生じている可能性があるので，患者さんの生活習慣をうかがい，担当医に報告しましょう．顎関節は生活習慣やストレス，加齢に強く影響を受けやすいので，顎関節にスムーズな運動を阻害するような強い，または長時間が加わっていないかを調査していくことが，口腔のみならず患者さんの全人的ケアにつながります．

3 咀嚼・嚥下のメカニズム

阿部伸一・井出吉信
小林明子（Clinical Hint 担当）

咀嚼に役立つ筋「咀嚼筋」

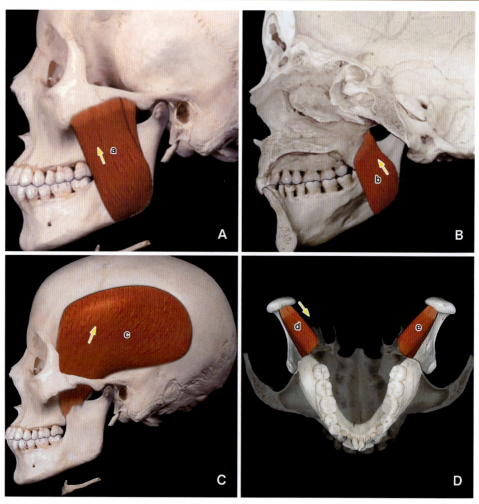

図1 咀嚼筋
A, C：頭蓋の外面　B：頭蓋の内面　D：下顎骨と付着する外側翼突筋を上方から観察
a：咬筋　b：内側翼突筋　c：側頭筋　d：右側の外側翼突筋　e：左側の外側翼突筋

図1を見てください．下顎枝（9ページ参照）の外面には咬筋（a）が付着し，内面には内側翼突筋（b）が付着しています．両筋が下顎枝をはさみ，→方向に収縮することで，協力して下顎骨を持ち上げます．

側頭筋（c）は側頭部の広い範囲から起始し，下顎骨の筋突起に停止する強大な筋です．右側の外側翼突筋（d）が収縮したとき，左側の外側翼突筋（e）に収縮が起こらないと，下顎

骨は矢印の方向に動きます．この外側翼突筋の収縮によって，下顎骨全体の側方運動が行われています．

口を閉じる，すなわち下顎骨を上方へ動かす筋群，下顎骨を側方へ動かす筋群は，まさしく食物をすりつぶすという咀嚼運動の主体をなすので「咀嚼筋」と呼ばれています．咀嚼筋に属する筋には，「咬筋」「側頭筋」「内側翼突筋」「外側翼突筋」があります．

咬筋，側頭筋，内側翼突筋は，下顎を上方へ移動させます．また，側頭筋の一部の筋束は耳介の上方，すなわち筋突起の後方から起始しているため，側頭筋はこの一部の筋束により下顎骨を後方へ引く役目もしています．

また，外側翼突筋による下顎骨の側方運動が，食べたものをすりつぶすのに役立っています．

口を開けるために役立つ筋「前頸筋」

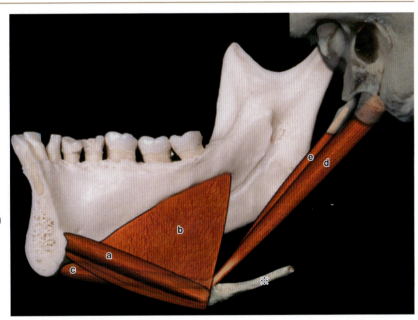

図2　舌骨上筋群
（下顎骨を内面から観察）
a：オトガイ舌骨筋
b：顎舌骨筋
c：顎二腹筋前腹
d：顎二腹筋後腹
e：茎突舌骨筋
※舌骨

下顎骨を下方に動かし口を開くためには，頸部の筋が役立っています．頸部の筋を「前頸筋」と呼び，舌骨の上と下で「舌骨上筋群」「舌骨下筋群」に分けることができます．

舌骨下筋群が舌骨を固定し，舌骨と下顎骨をつなぐ舌骨上筋群が収縮することによって下顎が下方に移動し，口が開きます．

舌骨上筋群には，顎舌骨筋，オトガイ舌骨筋，顎二腹筋（前腹および後腹），茎突舌骨筋があります．下顎を下方に引くために役立つ筋は，顎舌骨筋，オトガイ舌骨筋，顎二腹筋前腹です．舌骨は普段は，甲状軟骨（喉仏）とセットで舌骨上筋群に吊り下げられています．高齢者の喉仏が下方へ位置するようになるのは，筋力の低下によるものです．

3 咀嚼・嚥下のメカニズム

咀嚼運動中の頰と舌の動き

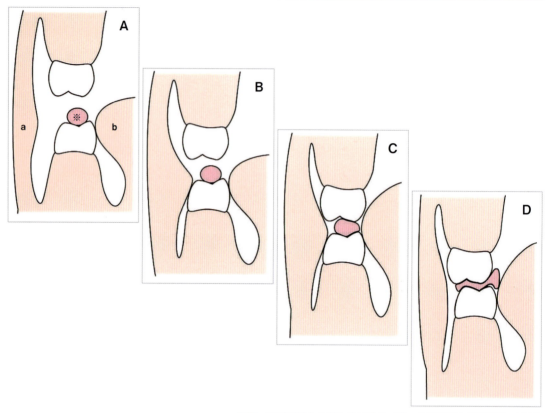

図3 咀嚼運動中の頰と舌の動き（第一大臼歯部を前顎断面で観察）
a：頰粘膜　b：舌　※：食塊

　Aで歯列上に置かれた食塊を，B→C→Dと上下の歯が嚙みつぶしています．頰粘膜と舌は，食塊がこぼれないように，その運動を補佐しています．

　上下の歯ですりつぶされた食物は，頰粘膜が頰側に落ちないようにサポートするため，舌側に落ちます．そして舌がそれらの食物をうまく歯列の上に戻し，そしてまた上下の歯によってすりつぶされます．この繰り返しが咀嚼運動です．頰粘膜は表情筋の1つである頰筋がおもに動かし，舌は7つの舌筋群が動かしています．

咀嚼にも役立っている「表情筋」

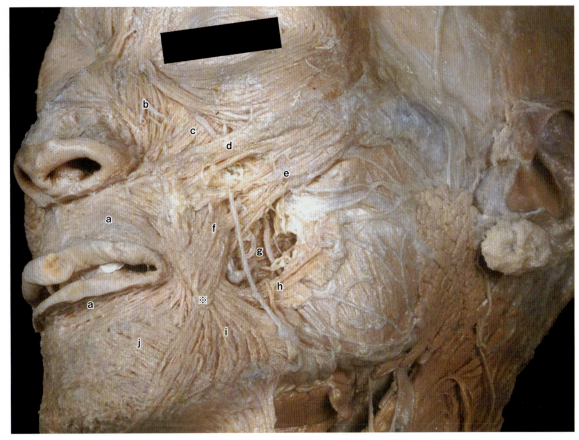

図4 口腔周囲の表情筋
a：口輪筋　b：上唇鼻翼挙筋　c：上唇挙筋　d：小頬骨筋
e：大頬骨筋　f：口角挙筋　g：頬筋　h：笑筋
i：口角下制筋　j：下唇下制筋

　表情筋，特に口の周囲の口輪筋 (a) は，食べ物をとらえるのに役立ちます．そして咀嚼中に頬粘膜を動かしているのが表情筋である頬筋 (g) です．すなわち表情筋は，咀嚼でも大切な役割を担っているのです．特に多くの筋束が集まるモダイオラス（※）が固く収縮することが，咀嚼には大切です．すなわち食べ物をとらえ，咀嚼して食塊を形成するためには，下顎骨を動かす筋だけでなく表情筋と舌が非常に重要な役割を担います．顔面神経に異常（顔面神経麻痺など）があると表情筋が緩み，口角から飲食物がもれる原因となります．

3 咀嚼・嚥下のメカニズム

摂食・嚥下のしくみ

　咀嚼によってつくられた食塊（食物と唾液が混ざり飲み込みやすくなった状態）を飲み込むことを「嚥下」といいます．また，食べ物を見て，咀嚼，嚥下，そして食塊が胃に到達するまでの一連の動作を「摂食」といいます．この一連の動作のなかで，嚥下を基準として摂食行動を5つの期に分類する場合があります．ここでは，以下の5期に分けて解説します．

摂食から嚥下までの流れ（図5-❶〜❻）

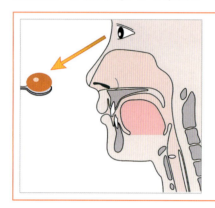

❶ 先行期：食物の認識

　食欲が生じて食物を視覚，嗅覚などを介して認識した瞬間に，これまでの経験をもとに，味，硬さなど食物の性状を連想します．このことによって，食べ始める前に唾液，胃液の分泌がさかんになり，食べる準備が整えられるのです．「認知期」ともいいます．

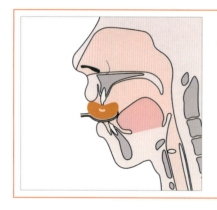

❷ 準備期(1)：口腔への取り込み

　口唇，歯を使って食物を口腔内に取り込みます．食物の硬さなどを口唇内部の感覚神経が触知し，適量を噛み切ります．

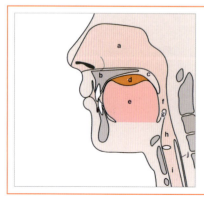

❸ 準備期(2)：咀嚼

　歯，表情筋，咀嚼筋，舌筋などにより，食べ物を複雑に動かして噛んだり，押しつぶしたりしながら唾液と混ぜて飲み込みやすい適当な大きさの塊，すなわち食塊をつくり出します．

a：鼻腔　b：硬口蓋　c：軟口蓋　d：食塊　e：舌
f：咽頭　g：喉頭蓋　h：喉頭　i：気管　j：食道

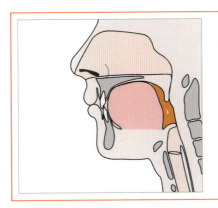

❹ 口腔期：舌根部，咽頭への送り込み

　食塊が口唇から舌根部へと移動する時期であり，舌運動が主体をなします．この動作は，随意的にコントロールできます．舌運動は舌筋の働きにより行われます．おもに軟口蓋による鼻咽腔閉鎖が始まります．

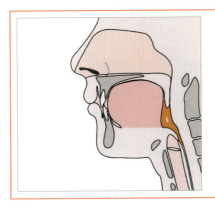

❺ 咽頭期：咽頭通過，食道への送り込み

　咽頭に入った食塊が食道に入るまでの時期で，運動はすべて嚥下反射（不随意運動）によって行われます．正常な場合は，1秒以内に次の時期の食道に送られます．食塊が舌の後部に達し，軟口蓋，咽頭，喉頭蓋の粘膜中に分布する知覚神経が刺激されると嚥下反射が起こります．

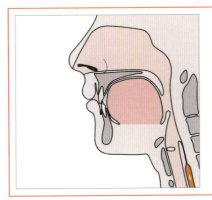

❻ 食道期

　食道入口部より胃までの食塊の移動で，蠕動運動と重力により行われます．蠕動波の移動速度は2〜4cm/秒で，食道に入った食塊は4〜6秒で胃に到達します．

3 咀嚼・嚥下のメカニズム

嚥下障害とは？

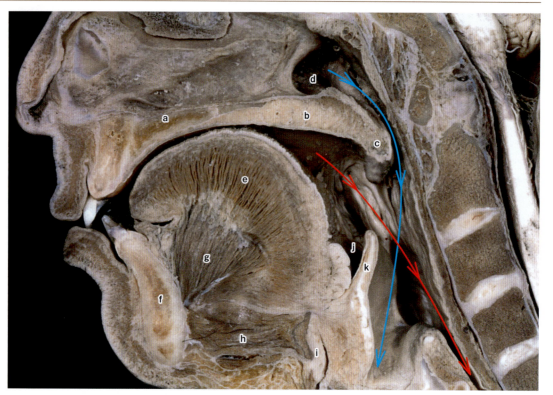

図6 頭部を矢状断し，内面より観察
a：上顎骨（硬口蓋）　b：軟口蓋　c：口蓋垂　d：耳管咽頭口　e：舌　f：下顎骨　g：オトガイ舌筋
h：オトガイ舌骨筋　i：舌骨　j：喉頭蓋谷　k：喉頭蓋
青線：空気の通り道　赤線：飲食物の通り道

　中枢性の病気，口腔，咽頭領域の病気，また加齢によって，ものが飲み込みづらくなる，もしくは飲み込めても誤って肺のほうへ入ってしまう現象を「飲み込むことの障害」，すなわち「嚥下障害」といいます．嚥下障害の原因としては，大きく次の2つが考えられます．

　1つめは，高齢になると，口腔，咽頭，喉頭領域の筋肉の力が衰えたり，唾液の分泌量が減少したりするために，噛み砕いた食べ物と唾液を混ぜる咀嚼が若いときのようにできず，飲み込むための「食塊」がうまくできなくなってしまう場合です．その結果，「飲み込みづらい」「よくむせる」という現象が起きます．

　もう1つは，嚥下に役立つ筋に指令を出す中枢神経に何らかの障害があった場合です．これらの筋群がタイミングよく連動できなくなってしまうのです．

　誤嚥による肺炎（誤嚥性肺炎）のリスクを軽減するためにも，嚥下障害患者のリハビリテーションにあたっては，嚥下に関する解剖・メカニズムを十分に理解する必要があります．

食塊が気管に入らない理由

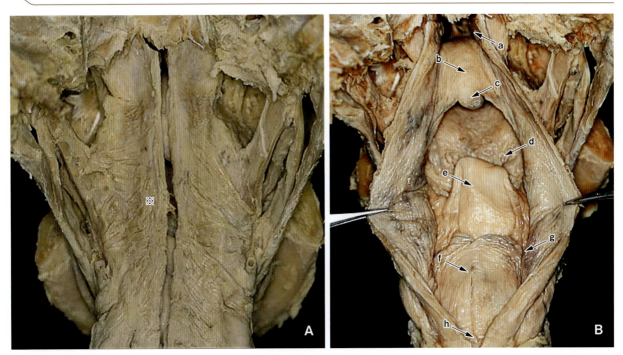

図7 後面から観察した咽頭（A）と縦切開して観察した咽頭内部（B）
a：後鼻孔　b：軟口蓋　c：口蓋垂　d：舌根　e：喉頭蓋　f：喉頭　g：梨状陥凹　h：食道入口部

　咽頭を後方から観察すると，薄い筋肉の膜（上・中・下咽頭収縮筋）で管腔状の構造を呈しているのがわかります．その咽頭の後面を構成する咽頭収縮筋（図7A※）を縦に切開し，後方から咽頭を覗いてみました（図7B）．すると，鼻腔と上咽頭の境目である後鼻孔から後方へ延びる軟口蓋が観察されます．この軟口蓋は嚥下反射時に収縮し，鼻咽腔閉鎖に役立ちます．また喉頭の前面には喉頭蓋が高くそびえ立ち，食塊や水分が喉頭・気管へ流れ込まないように，喉頭の両脇を通過するように誘導します．このように鼻腔・口腔から咽頭・喉頭のよくできた構造によって，食塊は誤嚥しないで食道へ誘導されるのです．

3 咀嚼・嚥下のメカニズム

誤嚥しやすい姿勢・しにくい姿勢

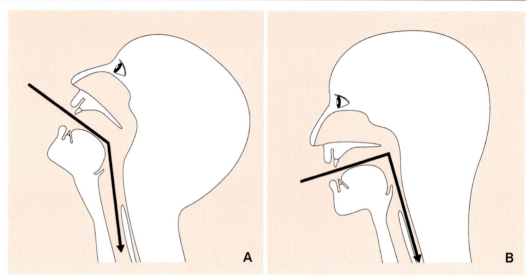

図8　嚥下時の姿勢　A：誤嚥しやすい姿勢　B：誤嚥しにくい姿勢

　首を後屈させると，一見，飲み込みやすいように思われますが，首を後ろに曲げてオトガイを上げると，嚥下するときに口腔と気道（喉頭，気管）が直線的な位置関係になり，食塊は気道のほうに入りやすくなります **(A)**．頭部を後屈させ，顎を上げて気道を確保する人工呼吸の際の姿勢をイメージすると理解しやすいと思います．

　嚥下時は人工呼吸時とは反対に頭部をすこし前屈し，オトガイを引き気味にすると誤嚥が防げることになります **(B)**．正常に「嚥下」させるためには，食道に飲食物を流し込むのではなく，30以上の筋群を使った協調的な複雑な動きをきちんとさせることが必要です．

Clinical Hint ● 小林明子

　食べる機能を考えるときは単に噛む，というのでなく，食べ物を認識し，取り込み（摂食）咀嚼し，飲み込む（嚥下）までを一連の行為が行われます．またこれらの行為は生後授乳期から始まり，約3歳ころまでに開発され，これらが脳幹部にインプットされるというのは興味深いものです．この記憶は忘れることはなく高齢になっても摂食嚥下機能を司っているようです．高齢者のむせや嚥下障害がクローズアップされていますが，幼児期の食育において食べるを支えることも忘れてはいけない項目です．

　3歳までにこれら一連の摂食・嚥下の流れを習得することは，理想的な歯列の完成ばかりでなく，顎の発達，発音の構築に影響を与えるといわれています．

　近年，子供たちに口呼吸，"お口ぽかん"や誤嚥が多く報告されています．乳幼児から舌のポジションや口唇閉鎖の運動訓練が，良好な口腔機能の完成を導きます．

4 口腔の粘膜をじっくり見てみよう

橋本貞充

口腔粘膜は3種類の粘膜からできている

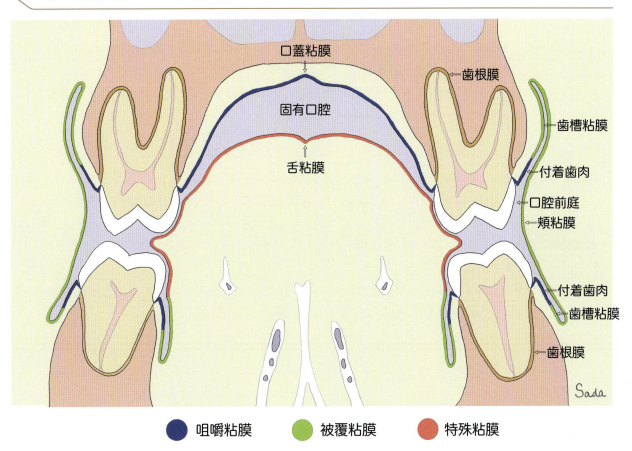

図1　口腔粘膜は機能的・構造的に3つに分類される（東京歯科大学解剖学講座の解剖画像をトレースして改変．粘膜の厚さや歯肉の形態，歯根膜の幅などは，できるだけ実際の正常組織に対応した大きさや幅で描いている）

4 口腔の粘膜をじっくり見てみよう

　私たちのからだは，外側を皮膚で包まれ，口腔や消化管，呼吸器などの表面が粘膜で覆われることで，外の世界（外部環境）の外敵から守られています．そして，その皮膚や粘膜の内側（内部環境）に，私たち一人ひとりが生きているのです．

　もし，皮膚や粘膜がなくなったらどうなるでしょうか．ちょっとした刺激でひどい痛みを感じ，病原性をもつ細菌たちが簡単に体内へと侵入して感染が起こり，からだの表面からは，水がどんどん蒸発して失われ，すぐに干からびてしまいます．

　からだの表面を覆う皮膚や粘膜の「上皮細胞」は，外の世界と自分の内側を区切り，その防御機構によって，外界からのさまざまな攻撃を防いでくれる，「生体のバリア機構」で，「恒常性（ホメオスタシス）」を維持しているのです．

　口腔の組織を守る口腔粘膜は，皮膚と同様の角化重層扁平上皮に覆われていて，特徴の違いから，以下の3つに分けられます．

咀嚼粘膜：咀嚼時に，直接力を受ける硬口蓋前方部と付着歯肉の粘膜．正角化の重層扁平上皮で，上皮の直下から垂直に伸びるコラーゲン線維束が，歯頸部のセメント質や歯槽骨の骨膜と直接結合していて，可動性がない

被覆粘膜：歯槽部や口腔底，舌下面，頬，口唇，軟口蓋などの粘膜．上皮下に脂肪組織や唾液腺組織があり，軟らかで伸縮性がある

特殊粘膜：舌背や舌側縁の粘膜．味蕾と舌乳頭があり，味覚を受容する．舌乳頭には，糸状乳頭，茸状乳頭，葉状乳頭，有郭乳頭の4種類があるが，糸状乳頭にだけは味蕾がない

口腔粘膜の防御システムを理解する

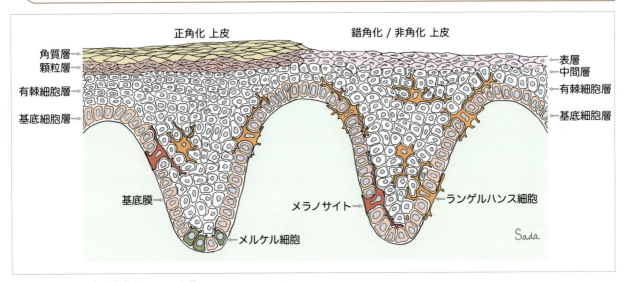

図2　重層扁平上皮を構成する4つの細胞
重層扁平上皮には，角化して重層化するケラチノサイトの細胞間隙に，非角化細胞のランゲルハンス細胞，メラノサイト，メルケル細胞の3つの特徴的な機能をもつ細胞がある
ケラチノサイト（角化細胞）：外力に対する物理的抵抗と，角化による生理学的透過性関門，およびターンオーバーによるによる生体防御機構を担う
ランゲルハンス細胞：強い抗原提示能をもち，侵入した病原体の抗原情報をヘルパーT細胞に伝え，免疫システムを活性化する
メラノサイト：メラニン色素を産生してケラチノサイトに送り込み，紫外線等を防ぐ
メルケル細胞：触圧覚の受容器で知覚神経とシナプス結合でつながる

　口腔粘膜の角化重層扁平上皮の細胞（ケラチノサイト）は，ケラチン線維と細胞間結合装置のデスモゾームで互いに強くつながっていて，摩擦力に対して抵抗性を示します．新しく生まれた基底細胞は，9〜12日ほどかけて有棘細胞層，顆粒層から，角質層へと変化し，最表層では，口腔内細菌を付着させたまま次々と角化細胞が剥落（ターンオーバー）していきます．そのため，細菌は上皮層に定着することができません．さらに，顆粒層や角質層では，セラミドやコレステロールの「角質細胞間脂質」と「タイト結合」が細胞の隙間をぴったりとシールして，外敵の侵入や体液の流出を防いでいます（「生理学的透過性関門」）．
　上皮細胞の細胞間隙には，強い抗原提示能をもつランゲルハンス細胞が，細胞突起を網目のように伸ばしていて，上皮層を通って侵入した外敵の抗原情報を認識し，リンパ節まで移動してヘルパーT細胞に知らせ，「細胞性免疫」系と「体液性免疫」系を活性化してからだを防御します．

5 正常な歯周組織とは？

橋本貞充

歯肉をよく見てみよう

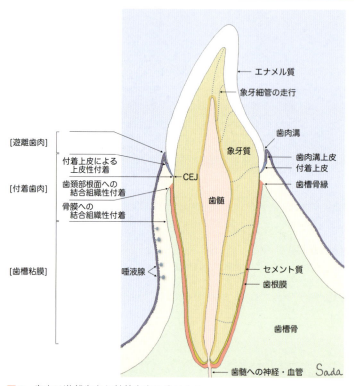

図1 歯肉は遊離歯肉と付着歯肉に分けられ，付着歯肉は，1）付着上皮（接合上皮）よって歯頸部のエナメル質に接着する上皮性付着部，2）歯頸部歯根面のセメント質と歯肉上皮下のコラーゲン線維を直接つなげる結合組織性付着部，3）歯槽骨表面の骨膜と歯肉上皮下のコラーゲン線維を直接つなげる結合組織性付着部の3つの領域に区別される

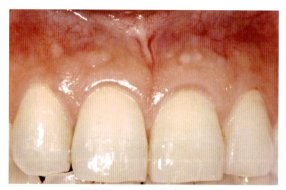

図2 健康な歯肉

　歯は，角化重層扁平上皮でできた口腔粘膜のバリアを貫いて，歯根膜によってセメント質と歯槽骨を強く結びつけながら，しっかりと顎骨の中に植立しています．そして，歯肉の上皮は付着上皮となってエナメル質に付着することで，歯との間に隙間ができないようにしっかりとシールしています．歯肉は，遊離歯肉，付着歯肉，歯槽粘膜の3つの領域からできています．

CHAPTER 1 基礎を固める！口腔と口腔周囲のしくみ

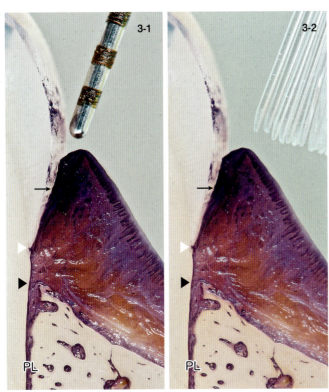

図3 20歳の歯周組織．歯周プローブ（図3-1）と歯ブラシの毛先（図3-2）の比較．歯ブラシの毛先の太さは，約0.2mm/200μm．歯肉溝の深さ（歯肉溝底：→）はおよそ1.2mm，付着上皮の長さはおよそ1.2mm，セメント-エナメル境（▷）から歯槽骨縁（▶）までの距離がおよそ0.8mmとなっており，おおむね1：1：1で，およそ3mmほどとなっている．歯根膜（PL）の幅はおよそ0.2mmで，歯ブラシの毛先1本分の幅に相当する（図3-2）．付着上皮や歯肉溝と比較すると，歯周プローブの先端がいかに太いかがわかる（図3-1）

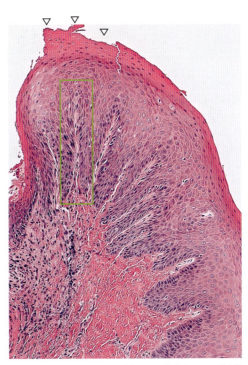

図4 健常な若年者（19歳）の遊離歯肉および付着歯肉部
歯肉の頂部は，内側の歯肉溝上皮と外側の歯肉口腔上皮に挟まれたわずかな線維性結合組織（黄緑枠）の中に，ループ状の毛細血管が走行する．このように遊離歯肉は内外を上皮で被われてコラーゲン線維が少ないため透明感がある．歯肉縁の頂部では，錯角化上皮の表層が肥厚している（▽）

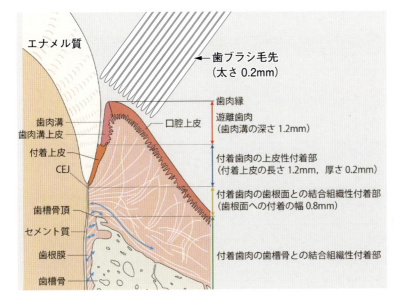

図5 図3-2のトレース．付着歯肉は，① 付着上皮によりエナメル質表面に付着（上皮性付着）する部，② 歯根面のセメント質と結合する部，③ 歯槽骨表面の外骨膜と結合する部，の3つの領域に分かれている

5 正常な歯周組織とは？

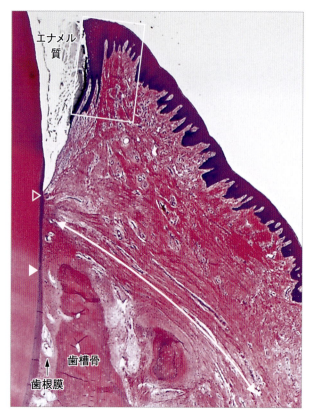
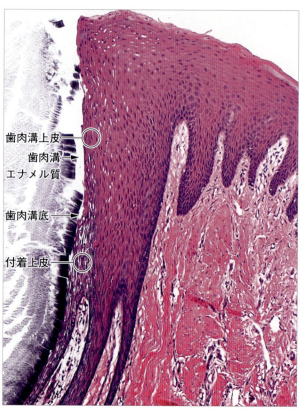

図6 中年（53歳）の健常な歯周組織の組織像（HE染色）．53歳でも健常な歯肉であれば，付着上皮の先端はセメント-エナメル境（▷）にあり，歯肉溝は浅くて狭く，歯槽骨縁（▶）の位置も高いところにある．歯頸部歯根面のセメント質と歯槽骨の外骨膜を結ぶ幅広い歯-骨線維束（↔）がみられる

図7 付着上皮と歯肉溝部．左図の□部拡大像．エナメル質に付着する付着上皮と，ごく浅くて狭い歯肉溝と歯肉溝上皮がみられる

遊離歯肉

　歯頸部のエナメル質を縁取る幅1mmほどの部分で，およそ歯肉溝の部分に相当します．その名の通り，歯面から遊離していて上皮を透かして細かな点状の血管が観察されます．これらの血管はループ状をした小さな穴の開いた有窓性の毛細血管で，血管壁を透過した血漿成分や好中球が，付着上皮の細胞の隙間を通り，歯肉溝底から歯肉溝滲出液となって口腔内に流れることで，歯周組織の健康を守っています．

　付着歯肉とは遊離歯肉溝によって分けられていますが，遊離歯肉溝は，はっきり見えるとはかぎりません．

　付着上皮の先端はセメント-エナメル境（CEJ：Cement Enamel Junction）に位置していて正常では変化しませんが，歯肉溝の深さや付着上皮の幅には個体差があり，年齢や部位によっても違います．健康な歯肉では歯肉溝はごく浅くなっています．

付着歯肉

付着歯肉を顕微鏡で見てみると,
① 付着上皮(接合上皮)によって歯頸部のエナメル質に接着する上皮性付着
② 歯頸部歯根のセメント質と歯肉上皮下のコラーゲン線維を直接つなげる結合組織性付着
③ 歯槽骨表面の骨膜と歯肉上皮下のコラーゲン線維を直接つなげる結合組織性付着
の3つの領域に分かれています(図5).

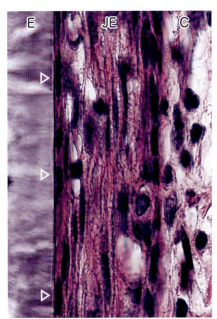
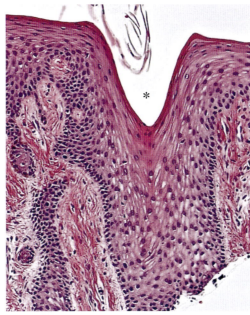

図8 付着上皮の組織像
付着上皮は扁平な十数層の細胞からなり,付着上皮の最表層細胞(DAT細胞,△)がエナメル質に付着する(E:エナメル質,JE:付着上皮,C:結合組織)

図9 スティップリングでは,上皮が陥凹(*)し,上皮直下の太いコラーゲン線維束が口腔上皮を歯頸部の歯根面(歯・歯肉線維群)や歯槽骨の骨膜(骨膜・歯肉線維群)と直接つないでいる(HE染色)

付着歯肉の表面には,「スティップリング」と呼ばれるミカンの皮のような0.1～0.4mmほどのツブツブした凹みがみられます.付着歯肉は上皮直下のコラーゲン線維が直接,歯頸部根面のセメント質や歯槽骨表面の骨膜に結合しているため,硬く,可動性がありません.

というのも,付着歯肉には脂肪組織や唾液腺組織がなく,ほかの部分に比べてコラーゲン線維が多いため,色はすこし白っぽくなっています.

もし,この歯根や骨膜としっかり結合している付着歯肉がなかったら,頰や舌の動きに合わせて伸び縮みする歯槽粘膜に引っ張られ,デリケートな付着上皮は簡単に壊れて歯面から引きはがされて,大切な歯肉のバリア機構が破壊されてしまうのです.

歯槽粘膜

歯槽粘膜の上皮下の結合組織中には脂肪組織や唾液腺組織があり,軟らかく可動性で,毛細血管が枝分かれしながら走行しているのが表面から透けて見えます.歯槽粘膜と付着歯肉との境界は,歯肉歯槽粘膜境(粘膜歯肉境)です.

5 正常な歯周組織とは？

生物学的幅径・歯槽骨縁上歯肉組織とは？

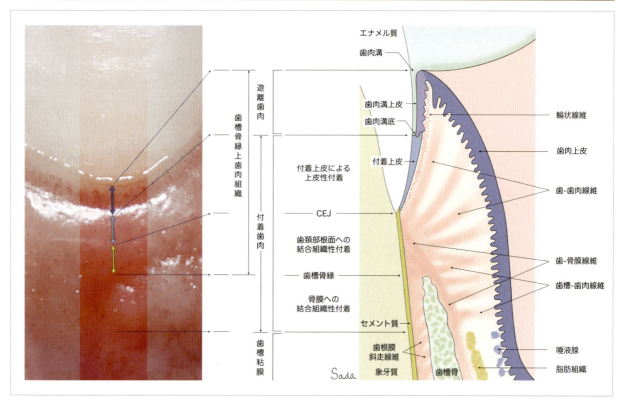

図10 歯周組織断面の模式図

　臨床的にとらえられている「生物学的幅径，バイオロジカル・ウィズ（Biological Width）」とは，健常歯肉では，

① 付着上皮による上皮性付着の幅（セメント-エナメル境から歯肉溝底までの垂直距離：約1mm）と，

② 歯槽骨縁上の結合組織性付着の幅（セメント-エナメル境から歯槽骨縁までの垂直距離：約1mm）

の合計，約2mmは，常に保たれているという，臨床に則した考え方です．これに歯肉溝の幅（約1mm）も加えて，歯槽骨縁から歯肉縁までの距離の約3mmを生物学的幅径とする考え方もあり，曖昧な部分が残されていました．

　さらに，これらの値は，あくまで計測値の平均値でかなりの個体差があり，実際には組織切片を作製する以外，付着上皮を見ることは難しく，臨床的に計測することはできません．

　近年，生物学的幅径に代わり，付着上皮による上皮性付着と歯槽骨縁より上部の結合組織性付着（supracrestal tissue attachment）に遊離歯肉を含めた，歯槽骨縁から歯肉縁までの範囲（およそ3mm）を合わせたものを，「歯槽骨縁上歯肉組織（Supracrestal Gingival Tissues）」として，定義するようになってきています．

成人の歯肉と子どもの歯肉，どこが違うの？

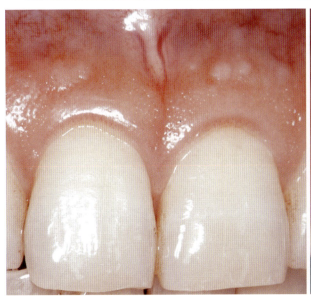

図11-1 親の歯肉（49歳）

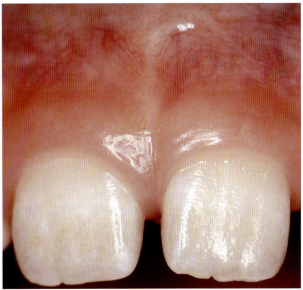

図11-2 子どもの歯肉（8歳）

　歯周組織は，歯の萌出に伴って変化していきます．付着上皮の先端は，歯の発生過程から，常にセメント-エナメル境にあるため，萌出が終わり歯肉が成熟するまでは，歯肉部のエナメル質の表面は付着上皮に覆われて，しっかりと守られています．

　図11は親子の歯肉の写真です．親の歯肉では，遊離歯肉にはループ状の血管が透けて見え，スティップリングがはっきりとみられる付着歯肉は，しっかりと歯根面と骨膜に結合して硬くなっています．それに対して子どもの歯肉は，ふっくらと軟らかな感じで，遊離歯肉と付着歯肉の境界がわかりにくく，スティップリングもはっきりしていません．これは，萌出が不完全な歯では，付着上皮が非常に長く，歯面の広い範囲が上皮性付着によって覆われているためです．

　子どもの結合組織は，コラーゲン線維が細く疎で軟らかく，毛細血管もよく透けて見えます．それに対して，大人では，成熟に伴う変化とともに，加齢や炎症に対する修復などによっても，コラーゲン線維が増加し，太く束状になって走行するようになり，組織は硬くなってきます．

5 | 正常な歯周組織とは？

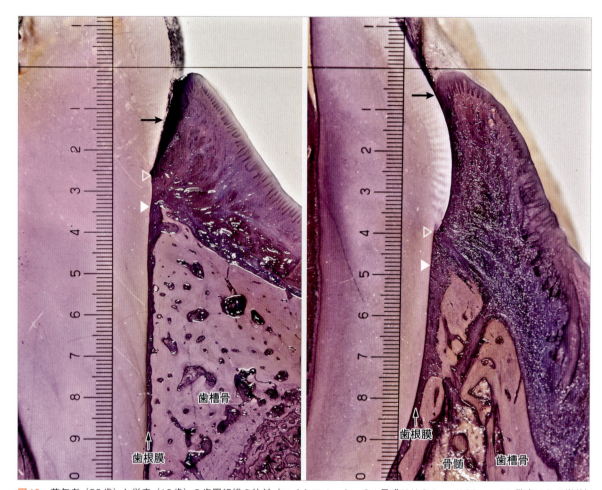

図12 若年者（20歳）と学童（10歳）の歯周組織の比較（マイクロメーターの1目盛りは0.1mm/100μmで，数字はミリ単位）
歯肉溝の深さ（→：歯肉溝底）：成人1.2mm，学童0.5mm．付着上皮の長さ：成人1.2mm，学童3.5mm．CEJ（▷）から歯槽骨縁（▶）までの距離：ともに0.8mm．歯根膜の幅：成人0.15〜0.2mm，学童0.2〜0.4mmほどとなっている

　萌出したばかりの歯の付着上皮は，通常みられるような重層扁平上皮ではありません．エナメル質をつくり終えたエナメル芽細胞は，「退縮エナメル上皮」と呼ばれる高円柱状の細胞となって口腔粘膜上皮と直接つながることで，上皮に穴を開けることなく，歯が萌出するための道がつくられます．

　このエナメル質表面に残った退縮エナメル上皮は，やがて非角化重層扁平上皮に変化して付着上皮の最表層となっていきます．このため，萌出したばかりの歯では，プラークによる炎症がなければ歯肉溝はほとんどなく，浅いままとなっています．

　歯周組織の断面にマイクロメーターをあてて比較してみると，20歳の歯周組織では，歯肉溝の深さは1.2mm，付着上皮の長さは1.2mm，CEJから歯槽骨縁までの距離は0.8mmほどとなっています．一方，10歳の歯周組織では，歯肉溝の深さは0.5mm，付着上皮の長さは3.5mm，CEJから歯槽骨縁までの距離は0.8mmほどとなっており，萌出途中のエナメル質を広い範囲で付着上皮が覆っているのがわかります．

成人の歯根膜の構造と特徴

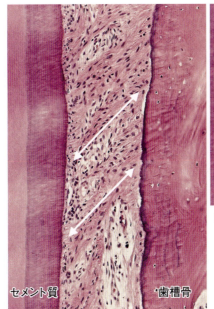

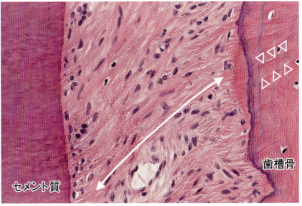

図13 成人の歯根膜．歯根膜の主線維（斜線維↔）がシャーピー線維（▷）となって，セメント質と歯槽骨をつないでいる

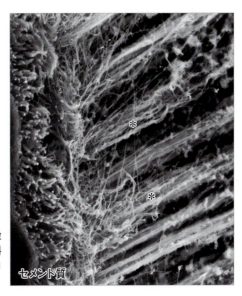

図14 歯根膜の走査電子顕微鏡像．セメント質表面から斜めに伸びる歯根膜主線維のコラーゲン線維束（＊）

　歯根膜は，幅約0.15〜0.38mmのコラーゲン線維からできた組織で，歯根膜の主線維と，セメント質の中や歯槽骨の中に入り込んでいるシャーピー線維によって，歯と歯槽骨とを強固に結合しています．さらに，歯根膜にかかる力の変化を敏感に感知する，ルフィニ神経終末などにより，感覚器としての役割をもっています．

　歯根膜線維には，歯を歯槽骨の中にハンモックのようにつりあげる「斜線維」や，歯頸部のセメント質と歯槽骨の表面にある骨膜とをつなぎ，歯の挺出や動揺に抵抗する方向に働く「歯-骨膜線維」，歯頸部と歯肉をつなぐ「歯-歯肉線維」などがあります．

　歯周炎によって歯槽頂部の歯-骨膜線維が破壊されると，斜線維群の力によって，歯が挺出するようになってしまいます．

5 正常な歯周組織とは？

若年者の歯根膜の構造と特徴

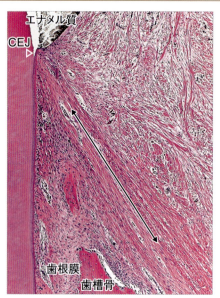

図15 若年者（10歳）の歯根膜．若年者では，歯根膜は広く細胞に富んでいる．歯頸部の歯根面と歯槽骨表面の骨膜とをしっかりつなぐ，厚みをもつ歯-骨膜線維（↔）がみられる

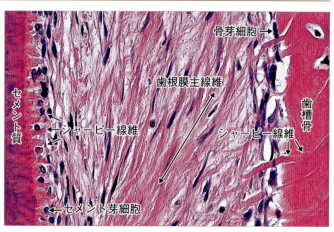

図16 若年者（10歳）の歯根膜．若年者では歯根膜は細胞が豊富で，歯槽骨表面には骨芽細胞が並び，コラーゲン線維束が太いシャーピー線維となって歯槽骨に深く入り込んでいる．セメント質表面には，シャーピー線維の間にセメント芽細胞が密に配列している

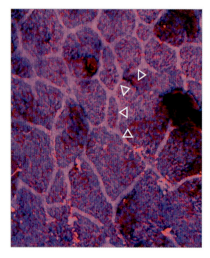

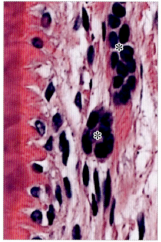

図17 マラッセ上皮遺残の免疫蛍光染色（共焦点レーザー顕微鏡像）
抜去歯の歯根面を包むマラッセ上皮遺残の網目（▷）が免疫蛍光染色（サイトケラチン）で赤く染色されている

図18 マラッセ上皮遺残の組織像
マラッセ上皮遺残（＊）は歯根面近くの歯根膜内に，上皮細胞の集まりとしてみられる

　歯根膜は，歯が発生するときにみられる歯胚を構成する歯小嚢に由来することから，歯根膜細胞は，コラーゲン線維をつくるだけでなく，セメント質をつくるセメント芽細胞や歯槽骨をつくる骨芽細胞にも分化することができる特殊な線維組織で，他の結合組織では代替できない性質をもっているのです．
　歯根膜の中には，歯根の概形をつくり終えた後のヘルトヴィッヒ上皮鞘の一部の上皮細胞がマラッセ上皮遺残となって，歯根全体を網目状に包んでいます．

高齢者の歯根膜の構造と特徴

歯根膜は，加齢に伴い歯根膜細胞の細胞増殖能の低下やコラーゲン合成の減少により，歯根膜細胞の数が少なくなって，歯根膜線維束は細く機能的な配列が乱れてきます．歯根膜の主線維は太さがなくなり，量も少なくなります．そして歯根膜の幅は，セメント質の肥厚に伴い，ゆるやかですが狭くなっていき，石灰化やセメント質瘤の形成がみられるようになります．セメント質の厚さは歯頸部よりも根尖側で厚くなる傾向があります．

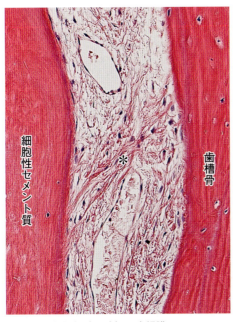

図19-1　高齢者（80歳）の歯根膜
加齢に伴い，歯根膜の細胞やコラーゲン線維の量が少なくなる．歯根膜の主線維（＊）は細く，わずかに残るだけとなっている

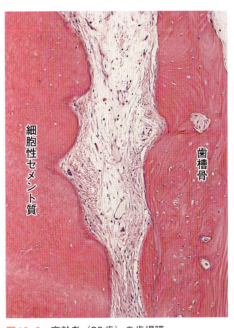

図19-2　高齢者（80歳）の歯根膜
細胞性セメント質の肥厚があり，歯根膜主線維は不明瞭で歯根膜の幅は不規則に狭くなっている

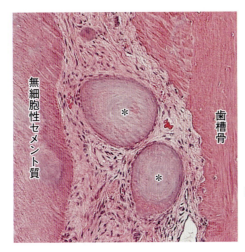

図19-3　高齢者（79歳）の歯根膜にみられたセメント質瘤
セメント粒（＊）は同心円状の構造を示す無細胞性セメント質からなっている

5 正常な歯周組織とは？

セメント質とは？

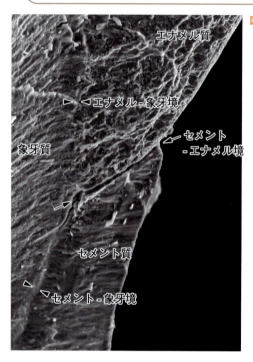

図20 セメント-エナメル境部の走査電子顕微鏡像．エナメル質に重なる無細胞性セメント質がみられる（凍結割断した小臼歯の縦断面）

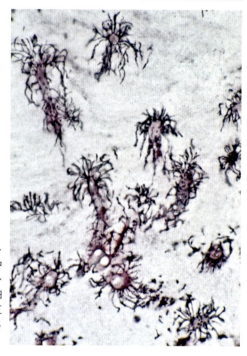

図21 細胞性セメント質．セメント質の中に埋められたセメント細胞は，沢山の細い突起を伸ばし，互いにつながっている（鍍銀染色）

　歯根表面は，無細胞性セメント質と細胞性セメント質に覆われていて，セメント-エナメル境では，エナメル質表面をすこしだけセメント質が覆っています．

　歯槽骨は，常に破骨細胞による吸収と骨芽細胞による骨の添加を繰り返しながら，全体の骨の量を維持しています．これに対して，セメント質では吸収が起こらず，ゆるやかですが，生涯にわたって常に添加されていくため，加齢とともに肥厚していきます．セメント質は根尖側でより厚くなる傾向があり，歯根が肥大します．

1）無細胞性セメント質

　歯頸部から歯根の1/3〜2/3にみられ，セメント質内への細胞の封入はなく，シャーピー線維が密に埋入されています．無細胞性セメント質の厚さは，歯頸部ではおよそ50μmで，根尖側になるほど厚くなって200μm程度になるといわれています．セメント質表面にはセメント芽細胞が配列しています．

2）細胞性セメント質

　根尖側の1/2〜1/3の部分と臼歯の根間中隔にみられ，セメント細胞を封入した層板構造を示しています．細胞性セメント質の厚さはさまざまで，通常でも1mm以上の厚さになることがあります．病的な場合にはさらに厚みが増大して歯根が肥大します．

6 歯の構造を知る

橋本貞充

歯の構造をよく見てみよう

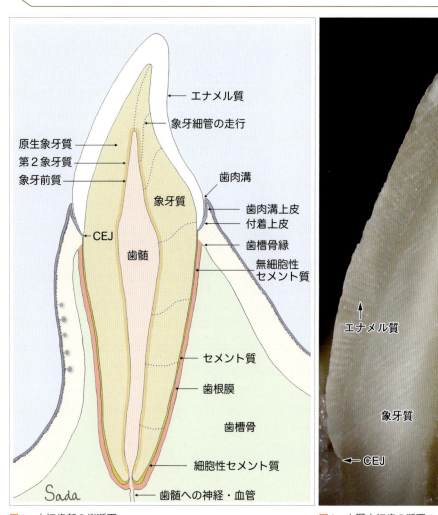

図1 中切歯部の縦断面

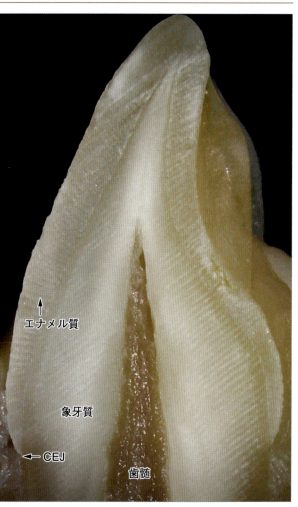

図2 上顎中切歯の断面ルーペ像

　歯の硬組織は，歯胚の「エナメル器」に由来するエナメル質，「歯乳頭」に由来する象牙質と歯髄，そして「歯小嚢」に由来するセメント質からできています．このうち，象牙質と歯髄は由来が同じで1つの構造と考えられることから，「象牙質・歯髄複合体」としてとらえられています．

歯の構造を知る

エナメル質の構造をよく見てみよう

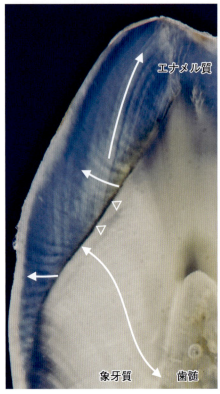

図3 小臼歯の研磨標本のルーペ像
歯の縦断面の研磨標本では，エナメル-象牙境（△）から伸びる，エナメル質のレチウス条（長い矢印）とシュレーゲル条（短い矢印），および象牙質の象牙細管（長い両矢印）の走行が観察できる．

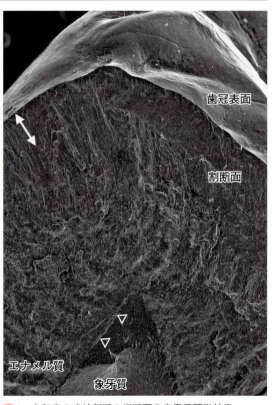

図4 小臼歯の凍結割断の縦断面走査電子顕微鏡像
エナメル質の表層では規則正しく配列するエナメル小柱の縦断像（↔）がみられる

エナメル質の構造どうなっているのでしょうか（図3，4）．

エナメル質は歯冠の象牙質表面を覆う，からだのなかでもっとも硬い組織（水晶とほぼ同じ硬さ）です．エナメル質は，口腔粘膜上皮と同じ上皮組織からつくられますが，完成したエナメル質は，結晶化したリン酸カルシウム（ハイドロキシアパタイト，水酸化アパタイト）を主体とした無機質が95〜98％沈着しているため，非常に硬いのです．

歯冠部の形成が完了すると，エナメル質を形成してきたエナメル芽細胞は退縮エナメル上皮となり，エナメル質形成の機能がなくなるため，摩耗や咬耗，あるいは齲蝕などで欠損が生じても，修復・治癒することはありません．

萌出したばかりのエナメル質は未成熟で，エナメルタンパク質などの有機質がまだ残っているため，齲蝕になりやすく，フッ化物の塗布などが有効となります．唾液中には，ハイドロキシアパタイトの成分であるリン酸カルシウムが過飽和の状態であるため，時間とともに有機質が少なくなって石灰化が亢進し，歯は萌出した後でより硬くなっていきます．

CHAPTER 1 基礎を固める！口腔と口腔周囲のしくみ

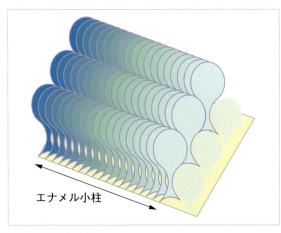
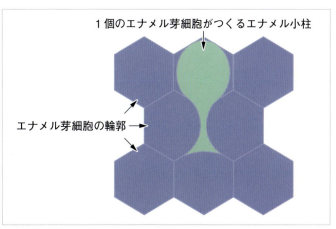

図5　エナメル小柱

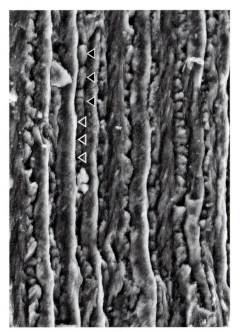

図6　小臼歯の凍結割断の縦断面走査電子顕微鏡像
エナメル小柱の丸い鍵穴の部分（◁）と細い尾の部分（◀）が交互に規則正しく並んでいる

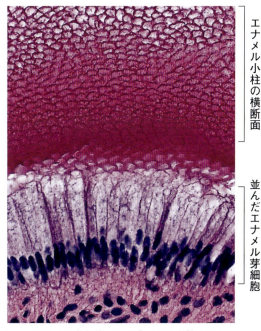

図7　エナメル芽細胞から形成される未熟なエナメル小柱の横断面

　エナメル質は，エナメル-象牙境からエナメル質表面まで走行する直径約4μmのエナメル小柱から構成されています（図6）．このエナメル小柱の横断面は円形ではなく，鍵穴の形（しゃもじ形）をしていて，隣同士のエナメル小柱が規則正しくジグソーパズルのようにぴったりとはまり込んでいます（図5左）．鍵穴の丸い部分を1つのエナメル芽細胞が担当し，細いシッポの部分はその周りの3つのエナメル芽細胞からつくられます（図5右）．エナメル小柱は，微少な細長い六角形のハイドロキシアパタイト結晶の集合からできています．

　エナメル質の切片では，高円柱状のエナメル芽細胞がつくる一つひとつの丸い鍵穴形のエナメル小柱が並んでいるのが見えます（図7）．

47

6 歯の構造を知る

シュレーゲル条

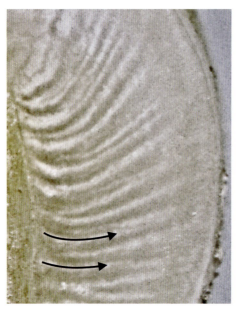

図8 シュレーゲル条（研磨標本）
エナメル-象牙境から表面に伸びる明るい縞模様（→）としてみられる

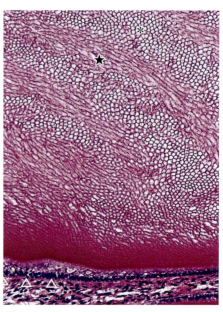

図9 シュレーゲル条（HE染色）．一列に並んだエナメル芽細胞（△）がつくり出すエナメル小柱が縦方向（★）と横方向（＊）に切れているのが見える

　エナメル小柱は，歯の表面ではまっすぐ走行しますが，象牙質側では小柱の束が不規則に蛇行します．特にエナメル質の内層（エナメル-象牙境寄り）では，エナメル小柱束が蛇行している領域とまっすぐ走る領域とが交互にみられるため，研磨標本の歯冠の縦断面を観察すると，エナメル小柱が縦断された領域は明るく，横断された領域は暗く見えます．このようなエナメル-象牙境から表面に伸びる明るい縞模様を「シュレーゲル条」と呼んでいます（図8）．

　幼若なエナメル質の切片を顕微鏡で観察すると，エナメル芽細胞がつくるエナメル小柱が横断されるところと縦断されるところが縞状に見えるのがわかります（図9）．

乳歯の新産線

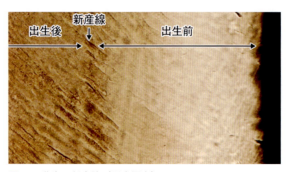

図10 乳歯の新産線（研磨標本）

　乳歯は歯冠形成が胎児期に始まり，生まれてからも硬組織の形成が続きます．そのため，出生時に起きる新生児の栄養状態と環境の急激な変化が，エナメル質や象牙質に，形成不全を起こしたことを示す明瞭な線条として記録されます．これを「新産線」と呼び，すべての乳歯と第一大臼歯にみられます．

レチウス条

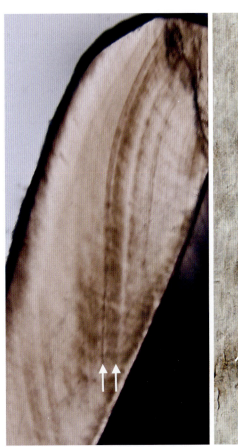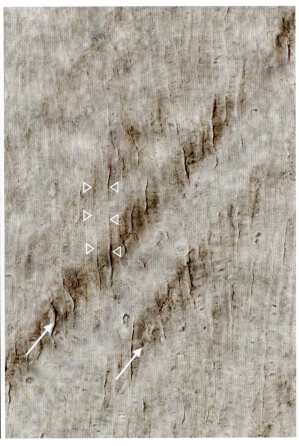

図11　レチウス条（研磨標本）
レチウス条は，歯の縦断面の研磨標本で，エナメル-象牙境から伸びる褐色の平行な線条（矢印）としてみられる．レチウス条を拡大（右図）すると，隣り合った一本のエナメル小柱（△）にある，暗い部分が並んで形づくられたものであることがわかる

　エナメル小柱の縦断面には，長軸に直角に約 $4\mu m$ 間隔の縞模様の横紋があり，これはエナメル小柱をつくるエナメル芽細胞の活性が，昼と夜とで異なることから生まれる，1日の周期的な変化が反映された構造です．

　研磨標本でエナメル質を観察すると，エナメル-象牙境からエナメル質の表面に向かって平行に走行する褐色の線条の「レチウス条」が観察されます．この線条は，エナメル質の形成不全の領域を示す，一種の成長線です．つまり，同時期に同じ条件で形成されたエナメル小柱の横紋をつなげたものがレチウス条になることから，発熱などの体調の変化や，服用した薬などの影響がエナメル質に記録されていきます．そして，レチウス条はエナメル質表面に出ると，周波条となりエナメル質表面の溝状の凹みとして残ります．

歯の構造を知る

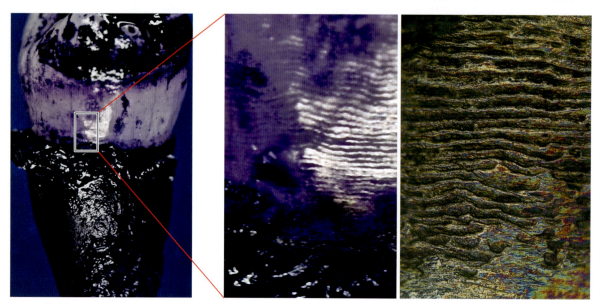

図12 周波条
抜去歯のトルイジンブルー染色（左図）では，エナメル質表面で平行に走行する浅い溝として観察される．金属顕微鏡で観察（右図）すると，凹んだ溝が規則的に並んでいるのがわかる

エナメル質の表面をよく観察すると，歯冠を取り巻くように水平に走る波のような浅い溝からなる縞模様が観察されます．この縞模様が「周波条」と呼ばれるもので，これはエナメル質の断面でみられた「レチウス条」が，エナメル質表面では凹んで見えるために，波のような浅い溝として観察されるのです．つまり，1本の連続する周波条は，同時期に同じ条件で形成されたエナメル質となるのです．

エナメル紡錘

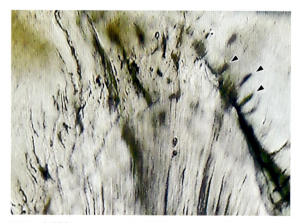

咬頭部のエナメル-象牙境では，境界部のエナメル質に紡錘形の多数の構造がみられます．これは，象牙細管がエナメル質内にまで伸びて紡錘形や棍棒状となったもので，エナメル紡錘と呼ばれています．

図13 切縁部のエナメル-象牙境部のエナメル質内にみられるエナメル紡錘（▶）（乳歯の研磨標本）

象牙質と歯髄の構造をよく見てみよう

咬耗や摩耗により歯頸部に露出した象牙質に，歯ブラシの毛先が触ったり，冷たいものが触れたりすると，なぜ鋭い痛みを感じるのでしょう？ この疑問に答えるために，まず，象牙質と歯髄の構造と機能について考えてみます．

象牙質・歯髄複合体とは

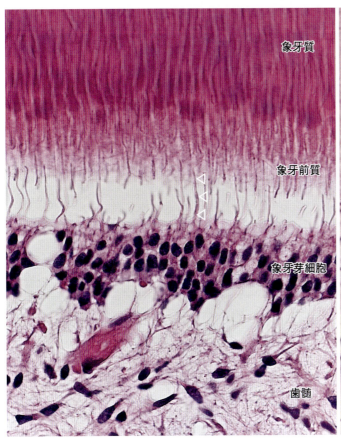 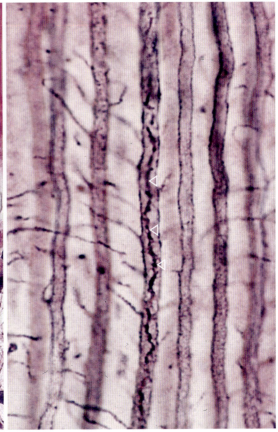

図14-1　象牙細管内へ入る象牙芽細胞突起（◁）　　　図14-2　象牙細管内の象牙芽細胞突起（◁）

　一般的には，象牙質は石灰化しているので硬組織，歯髄は神経や線維性結合組織からできているので軟組織となっています．しかし，象牙質を形づくる象牙細管の中には，象牙芽細胞からエナメル-象牙境近くまで伸びる象牙芽細胞突起（トームスの線維，象牙線維；図14）が入っていて，歯の痛みを受容するための重要な機能をもっています．
　さらに，象牙質と歯髄とは，ともに歯胚を構成する歯乳頭から形成されます．そのため，発生由来が同じで，痛みを感じるための一つの器官として機能していることから，象牙質と歯髄とは一つの「象牙質・歯髄複合体」として考えられているのです．

6 歯の構造を知る

象牙質・歯髄複合体と神経線維

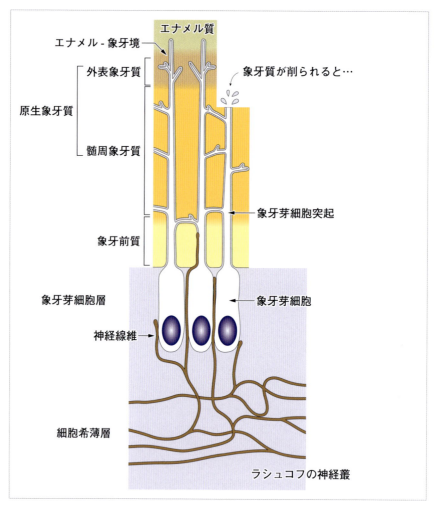

図15 象牙質・歯髄複合体と神経線維

　象牙質は，エナメル上皮に接して最初につくられる「外表象牙質」（外套象牙質）と「髄周象牙質」とを合わせた「原生象牙質」（第一象牙質），そして歯根形成が完了したのちにゆっくりとつくり続けられる「第二象牙質」に分けられます．象牙質の歯髄側には石灰化の進んでいない「象牙前質」の層があります．さらに，象牙質が露出することであらたにつくられる「第三象牙質」があります．

　歯髄に分布する神経は，三叉神経の第2枝（上顎神経）と第3枝（下顎神経）の分枝で，根尖孔から血管とともに歯髄に入り，枝分かれしながら象牙質に向って進みます．シュワン細胞に包まれていた有髄神経線維はやがて無髄神経線維となり，象牙芽細胞付近で細かな神経線維網（ラシュコフの神経叢）を形成します．神経線維は，象牙芽細胞の周囲や一部はわずかですが象牙細管の中へ（100〜150μmくらい）進入し，象牙芽細胞の変化に対応して歯の痛みを伝えます．

CHAPTER 1
基礎を固める！口腔と口腔周囲のしくみ

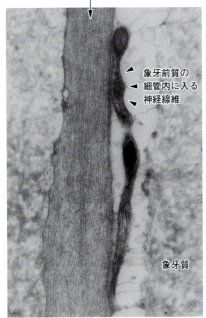

図16-1 象牙芽細胞と神経線維（ラット）

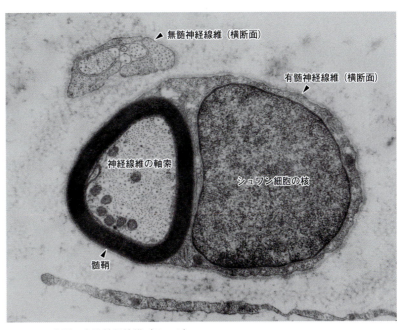

図16-2 歯髄の有髄神経線維（ラット）

象牙質と歯髄の痛み

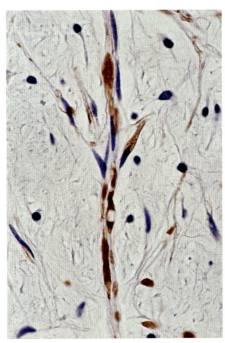

図17 歯髄の神経線維（免疫組織染色で茶色に染まっている）

　歯冠部象牙質はエナメル質に，歯根部象牙質はセメント質に覆われていますが，象牙質は象牙芽細胞の突起をいれた無数の象牙細管からできていることから，咬耗や摩耗，齲蝕などによって象牙質が露出すると，象牙細管を通して歯髄が外界と交通することとなってしまいます．

　歯の痛みのメカニズムとしては，象牙質が欠損することで露出した象牙細管に，温度や機械的あるいは化学的な刺激が加わると，象牙細管内の組織液が移動したり（動水力学説），象牙芽細胞突起が変形することで，象牙芽細胞周囲の神経終末が興奮して痛みを起こすといわれています．そのため，知覚過敏の治療には，象牙質を塞ぐ目的で，薬物の貼付や接着処置が行われているのです．

　しかし，本当に動水力学説だけで歯の痛みが説明できるのでしょうか．最近では，象牙芽細胞そのものが痛みを受容するという研究があります（63ページ参照）．

6 歯の構造を知る

歯の発生とは

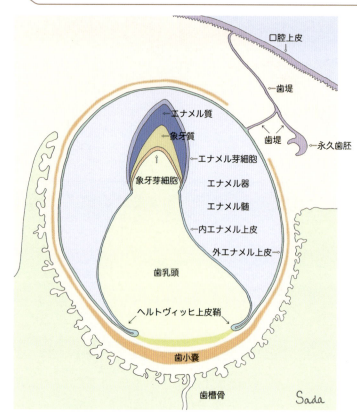

図18 鐘状期後期（石灰化期）のシェーマ．最初に内エナメル上皮に誘導された歯乳頭の細胞が象牙芽細胞になって象牙質を形成し，次に内エナメル上皮がエナメル芽細胞となることでエナメル質をつくり始めます．歯冠の形成が終わると，内外のエナメル上皮はヘルトヴィッヒ上皮鞘となって歯根の数やかたちを決定し，歯根ができ始めた後はヘルトヴィッヒ上皮鞘は歯根面から離れ網目状のマラッセ上皮遺残となります．歯根表面には歯小囊の細胞から分化した細胞がセメント芽細胞となってセメント質をつくるとともに，線維芽細胞となって歯根膜組織をつくり，さらには骨芽細胞にも分化して，固有歯槽骨を形成していきます

```
エナメル器：①エナメル質
        ②マラッセ上皮遺残
        ③退縮エナメル上皮→初期の付着上皮へ
歯乳頭  ：①象牙質・歯髄複合体
歯小囊  ：①セメント質
        ②歯根膜
        ③歯槽骨の一部（固有歯槽骨）
        ④歯槽骨縁上の線維性結合組織の一部
```

表1 歯胚の3つの要素からつくられるもの

エナメル質，象牙質，歯髄，セメント質，歯根膜，歯槽骨は，どのようにしてつくられるのでしょう．

歯の形成は，生まれる前の胎生6週頃に，乳歯が生える場所の口腔粘膜の上皮が，結合組織の中へと伸びていくことから始まります．

この上皮細胞が小さなかたまりをつくる時期が「蕾状期」，上皮がキャップのように拡がってエナメル器を形成して歯乳頭の細胞を包み込む時期が「帽状期」です．やがて歯胚が膨らみ，つりがね状になる「鐘状期初期」から象牙質やエナメル質が形成される「鐘状期後期（石灰化期）」を経て，歯冠が完成されます．

「歯根形成期」では，ヘルトヴィッヒ上皮鞘によって，根の数や形態などの歯根の概形が決定され，その形に象牙芽細胞が象牙質をつくっていきます．歯根の形が決まると，今度はヘルトヴィッヒ上皮鞘が根面から離れて断裂し，網状に歯根を包むようになってマラッセ上皮遺残がつくられます．そして，その隙間から歯根膜の細胞が根面に移動してセメント芽細胞に分化することで，セメント質とシャーピー線維が形成されるのです．

このように，歯小囊から分化する歯根膜の細胞と，セメント芽細胞，骨芽細胞の連携により，歯を支える歯周組織が完成するのです．

乳歯の歯根吸収と脱落

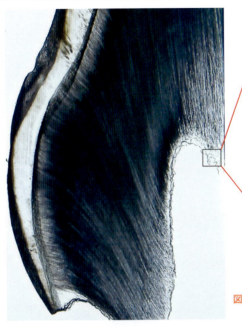
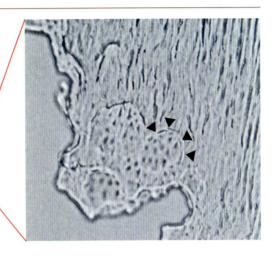

図19 脱落した乳歯の歯髄側にみられるハウシップ窩（▲）（研磨標本）

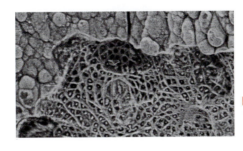

図20 乳歯歯根吸収部の走査電子顕微鏡像
歯根吸収部の象牙質を走査電子顕微鏡で観察すると，球状のハウシップ窩の壁には基質線維の細かい網目がみられる

　乳歯は，代生歯である永久歯の萌出に伴って脱落していきます．

　顎骨の中で永久歯が形成されて歯根膜ができると，歯根膜細胞によって歯が萌出する力（萌出圧）が生じます．歯根膜に接する歯槽骨は，圧力がかかった側（圧迫側）には，多数の細胞核をもつ大きな破骨細胞が出現し，歯槽骨が吸収します．これは矯正力による歯の移動のメカニズムと同じで，矯正の場合には，圧迫側に骨吸収が起きるとともに，引っ張られる側（牽引側）に骨芽細胞が骨を形成することで，歯が移動することになります．

　歯の交換時には，永久歯の萌出圧によって，今度は乳歯の歯根の表面に，破骨細胞と同じ破歯細胞が出現して，乳歯の歯根を吸収していきます．脱落した乳歯の歯髄側を見てみると，たこ焼きの鉄板のような丸いたくさんの凹みが見えます（図19）．これは破骨細胞が分泌する塩酸によってハイドロキシアパタイトが溶解されるとともにコラーゲン線維が分解されたもので，「ハウシップ窩」と呼ばれています．歯根吸収部を走査電子顕微鏡（SEM）で観察すると，吸収されたハウシップ窩の壁には，細かい網目状の基質線維がみられます（図20）．

7 唾液の働きをみる

橋本貞充

唾液とは？

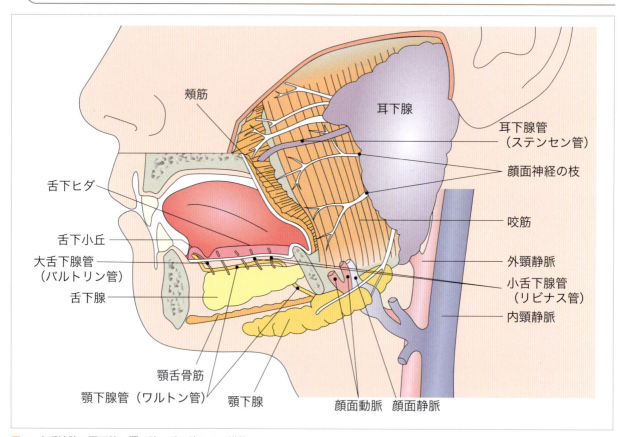

図1　大唾液腺の耳下腺・顎下腺・舌下腺とその導管

　唾液の99.5％は水で，数十グラムもないような，ほんの小さな唾液腺から，1日におよそ1,000～1,500mℓも分泌されるのですが，この水は，唾液腺の周囲の毛細血管から濾出した血漿成分に由来するもので，小さな唾液腺を通して大量の水が唾液となって口腔内に分泌されているのです．

唾液には，唾液腺の腺房細胞でつくられたアミラーゼやムチンなどの分泌タンパク質や，ナトリウム（Na^+）や塩素（Cl^-），カルシウム（Ca^{2+}）などのイオンのほか，免疫グロブリンなどの抗菌性物質などが含まれていて，からだを守るためにとても重要な働きをしているのです．

そのため，加齢や薬物，自己免疫疾患など，何らかの原因で唾液の分泌が抑制されてしまうと，口腔内環境が悪化し，齲蝕や歯周疾患が進行して，全身疾患を引き起こす歯性病巣感染や，糖尿病や慢性腎炎などを悪化させることになってしまいます．

唾液の働き

- 咀嚼や消化酵素による「消化作用」（αアミラーゼ）
- 咀嚼を円滑にする「潤滑作用」（ムチン）
- 粘膜や歯を守り創傷治癒を助ける「保護作用」（ムチン）
- 口腔内を清潔に保つ「清掃作用」
- 細菌や食物の酸を中和する「緩衝作用」（炭酸・重炭酸塩システム）
- 細菌やウイルスの増殖を抑制・排除する「抗菌作用」（分泌型IgA，リゾチーム）
- エナメル質の再石灰化を促進する「抗溶解作用」（プロリンリッチ糖タンパク）
- 味覚を助けて反応を促進する「触媒作用」

唾液の緩衝作用

細菌がつくる酸や飲食物の酸を，「炭酸・重炭酸塩システム」により中和します．

唾液のpHは，安静時でpH6.8～7.0の中性で，含まれる重炭酸塩は微量ですが，分泌刺激により大量に分泌される唾液では濃度が高くなり，唾液のpHを上昇させてアルカリ性にして，酸によって歯が溶けるのを防ぎます．

炭酸・重炭酸塩システムとは？

口腔内が酸性になると重炭酸塩が炭酸となり，炭酸は炭酸脱水素酵素によって水と二酸化炭素に分解され，二酸化炭素は空気中へと放出される．

$$CO_2（二酸化炭素）+ H_2O \rightleftharpoons H_2CO_3（炭酸）\rightleftharpoons HCO_3^-（重炭酸）+ H^+$$

7 唾液の働きをみる

大唾液腺と小唾液腺

唾液は，大唾液腺の「耳下腺」「顎下腺」「舌下腺」と，口腔粘膜の上皮下結合組織にある「小唾液腺」でつくられます．

大唾液腺

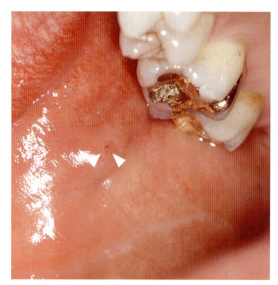

図2　耳下腺乳頭（▷）

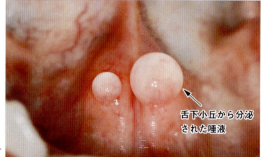

図3　舌下小丘と舌下ヒダ

1）耳下腺

耳の前方部から下方にかけて存在する最大の唾液腺で，消化酵素のアミラーゼを含むサラサラの唾液を分泌する純漿液腺です．主導管は耳下腺管（ステンセン管）で，咬筋の中を通って上顎大臼歯部の頬粘膜にある耳下腺乳頭（図2）に開口しています．重さは15～30gほどあり，唾液の約25～35％を分泌します．

2）顎下腺

下顎骨内面の顎下三角部にあり，重さは7～15gで耳下腺の1/2ですが，唾液の約60～70％を分泌する漿液成分が優位の混合腺です．主導管は顎下腺管（ワルトン管）で，顎下腺の前方から口腔底に沿って走行し，舌下小丘（図3）に開口しています．

3）舌下腺

大唾液腺のなかでは一番小さく，粘液成分優位の混合腺です．唾液の約5％を分泌します．主導管は，ワルトン管とともに舌下小丘に開口する大舌下腺管（バルトリン管）と，舌下ヒダ（図3）に沿って開口する何本もの小舌下腺管（リビナス管）があります．

小唾液腺

小唾液腺は，口腔粘膜上皮直下の結合組織の中にある腺細胞の小さな集まりで，唾液の約5％を分泌します．小唾液腺は，付着歯肉と口蓋前方部の咀嚼粘膜にはみられません．

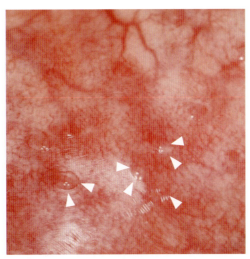

図4 口唇腺．下口唇の粘膜をガーゼで拭ってから見ていると，口唇腺の開口部から分泌された唾液が，半球状に盛り上がってくるのが観察されます

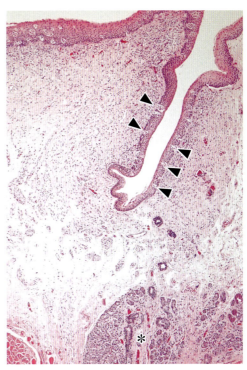

図5 有郭乳頭周囲の溝にある多数の味蕾（▶）と，深部のエブネル腺（＊）

1）口蓋腺

硬口蓋から軟口蓋までの，口蓋の後方2/3に存在する粘液腺です．横口蓋ヒダのある口蓋前方部には，唾液腺は存在しません．

2）舌腺

- 前舌腺（ブランダン・ヌーン/Blandin-Nuhn腺）：舌尖部の舌下面にある混合腺です．
- エブネル腺（Von Ebner's腺）：舌の有郭乳頭部や葉状乳頭部にある純漿液腺で，アミラーゼを分泌します．有郭乳頭周囲の溝の底部や葉状乳頭の襞に開口し，溝の壁に配列する多数の味蕾の表面を洗い流す働きをします（図5）．
- 後舌腺：舌根部の舌扁桃部にあり，粘液腺がほとんどを占めます．

3）口唇腺

多数の導管が口唇粘膜に開口する粘度の高い混合腺です（図4）．

その他，頬腺，舌口蓋腺，臼後腺・後臼歯腺などがあります．

歯の痛みはどこからくるのか

阿部伸一・井出吉信
小林明子（図5, Clinical Hint 担当）

口腔内を走る「神経」という名の地下鉄

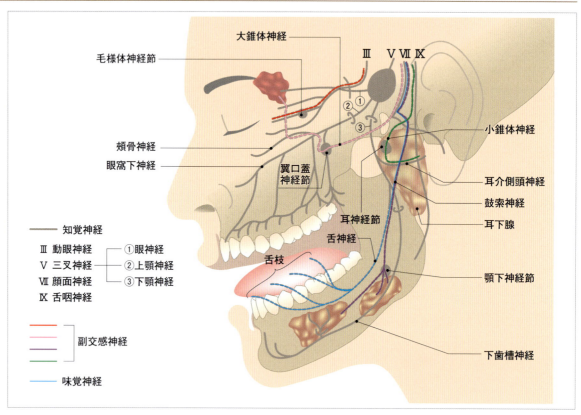

図1　歯科領域で重要な神経の分布図

　口腔領域にはさまざまな神経が分布しています．筋肉を動かす「運動神経」，感覚を脳に伝える「体性感覚神経」，涙腺，唾液腺などの腺分泌を支配している「自律神経（交感神経と副交感神経）」などです．なかでも自律神経線維は，三叉神経，動眼神経などを足場として，目的とする腺組織に到達します．

　東京都内を走る地下鉄は複雑に入り組みながらも，それぞれの電車には目的地（終点の駅）がありますよね？　私たちが扱う口腔には，さまざまな行き先をもった「神経」という名の地下鉄が走る，複雑に入り組んだ管が張り巡らされているのです．

　痛みを運ぶ神経は体性感覚神経ですが，そのなかで歯の痛みは，三叉神経の上顎神経（上顎の歯）と下顎神経（下顎の歯）が伝導します．上顎の歯では，歯髄に分布する感覚神経終末が刺激されると，その情報は上顎骨内の各歯槽枝から上顎神経の枝の眼窩下神経を通り，脳に運ばれます．

CHAPTER 1 基礎を固める！口腔と口腔周囲のしくみ

「歯が痛い！ でもどの歯が痛いのかがわからない……」

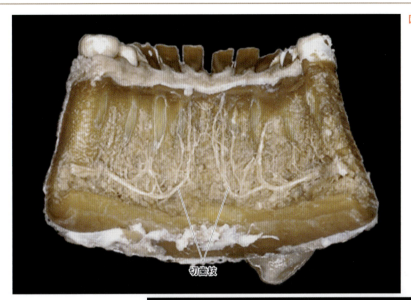

図2 下顎骨中を走行する下顎神経の枝（下顎前歯部舌側より皮質骨を除去して観察）

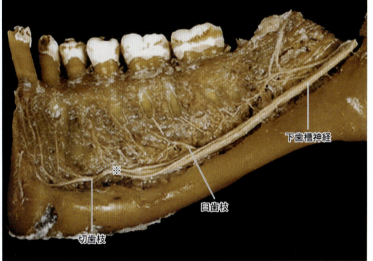

※オトガイ孔相当部（左側下顎骨の頬側より皮質骨を除去して観察）

Clinical Hint ● 小林明子

下顎第三大臼歯抜歯時に，浸潤麻酔と下顎孔伝達麻酔の二重麻酔を行う理由は，下顎歯の知覚は「下歯槽神経」が支配し，下顎の頬側歯肉と頬粘膜の一部は「頬神経」が分布しているからです．

　下唇の感覚はオトガイ神経から下歯槽神経へ，そして下顎の歯の痛みは，各歯の歯髄から下顎管中の歯枝を通り下顎管に入り，下歯槽神経に運ばれます．さらに，下顎骨内面後方の下顎孔を通り，下顎管を出て下顎神経の主幹といっしょになり卵円孔を通り脳に伝導されます．
　「歯に痛みは感じるけれども，どの歯が痛いのかが特定できない」と訴える患者さんはいらっしゃいませんか？　それは，上顎神経，下顎神経，眼神経は，脳に入る手前で三叉神経としていっしょになり，その後は同じ伝導路を通っていくことによって，痛みのもととなる部位が特定できないためなのです（放散痛）．

歯の痛みはどこからくるのか

下唇の知覚を支配する下歯槽神経

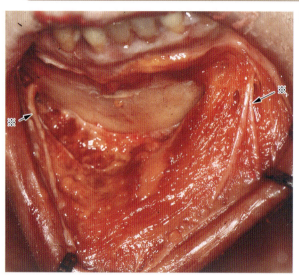

図3 オトガイ神経（※）の走行．下顎前歯部歯肉と下唇粘膜の移行部における粘膜を切開し，オトガイ神経の走行を観察したところ

下歯槽神経では，切歯に向かう線維（切歯枝）を除く神経線維の大半が，オトガイ孔から下顎骨の外に出て下唇へ向かい，下唇の知覚を支配します．下顎孔伝達麻酔の成否を下唇が麻痺したかどうかで簡単に判別ができる理由はそこにあります．

骨吸収によってオトガイ孔がこんなに近くに！

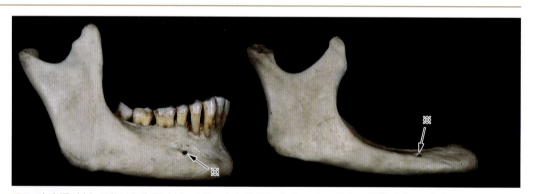

図4 有歯顎（左）に比べ無歯顎（右）では，オトガイ孔（※）から口腔内の距離が近く，歯肉のすぐ下に位置している場合がある

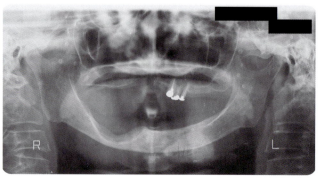

図5 左右非対称に骨吸収が進行している症例（症例提供：小林明子）

左右非対称に骨吸収が進行し，右の顎堤のみオトガイ孔付近まで骨吸収が進んでいます．骨吸収がここまで進行し，左右非対称な形態となると，義歯の設計やインプラント治療において難症例になってしまいます． （小林明子）

研究Pick UP 歯の痛みはなぜ起こるのか？

佐藤正樹

　歯が感じる感覚とは，どのようなものでしょうか．歯にまつわる言葉に「歯が浮く」「歯痒い」などがあります．しかし，私たちの歯が感じるのは痛覚だけです．

　歯の痛みは大きく分けて2種類あります．一つは針で刺されたような，しかし一瞬で消失してしまう一次痛（鋭利痛，象牙質痛），もう一つは長く続く，おなかに響くような二次痛（鈍痛，歯髄痛）です．この2種類の痛みの原因は明確に異なり，歯科医師は口の中を見ることなく，問診によって歯痛の原因をある程度限定します．

　歯の痛みの代表が，齲蝕による一次痛です．ではなぜ齲蝕になると歯が痛くなるのでしょうか．その原因は諸説ありましたが，今ではその原因は「動水力学説」と「歯髄象牙質複合説」によって説明されるようになりました．そもそも，一次痛が生じるためには象牙質が露出する必要があります．健康な歯の象牙質は，歯冠部はエナメル質，歯頸部から歯根部にかけてはセメント質や歯肉が覆っています．そのため，口腔内と象牙質が直接触れ合うことはありません．ところが，象牙質を覆っている構造が，さまざまな原因によって崩壊すると，象牙質が口腔内にむき出しになり，とうとう一次痛が生じます．エナメル質が壊れる原因は，硬いものを咬んで割れる，齲蝕原因菌のつくる酸で溶ける，歯ぎしりで摩耗した箇所に生じる楔状欠損などがあります．歯肉が退縮する原因は，強すぎるブラッシング，炎症，糖尿病などがあります．普通の生活をしていても一次痛を感じることがあります．それが知覚過敏です．冷水を口に含んだときに感じる鋭い痛みは，まさしく一次痛です．

　ではなぜ象牙質が露出すると，一次痛が生じるのでしょう．象牙質には細かな穴（象牙細管）が多数開いています．この象牙細管には象牙芽細胞が突起を侵入させています（神経細胞の末端も一部侵入しています；図1）．象牙細管は血液の液体成分とよく似た細胞外液（象牙細管液）で満たされています．象牙質表面が口腔内に露出すると，酸・アルカリなどの化学物質，タービンで歯を削るときに生じる熱，冷水，味の濃い食品（高浸透圧），エアブローなどの外因性の刺激が象牙質表面に加わるようになります．この刺激は象牙細管を満たす象牙細管液を介して，象牙芽細胞に伝わります．このさまざまな刺激を受容するタンパク質が，象牙芽細胞の細胞膜上に発現するポリモーダル（多種刺激入力）受容器です．

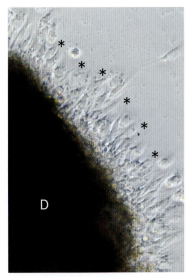

図1　歯髄スライス．ラット切歯から摘出した歯髄（D）の外側に，突起を持った象牙芽細胞（*）が突起を伸ばして成長している

粘膜と義歯

松永　智・阿部伸一・井出吉信
小林明子（Clinical Hint 担当）

　顎骨は歯を支える骨ですから，歯のある顎骨が正常な構造です．歯を失った顎骨は，それだけで'病'気の状'態'（＝病態）であるといえるでしょう．

　しかし，ヒトの永久歯は一度失われてしまうと二度と生えてこないため，歯を失った後の口腔の病態を理解し，いかに歯のある状態に近づけるかを考える必要があります．歯を喪失した口腔内の基準となる解剖学的構造を把握し，義歯とどうかかわるのかについて勉強しましょう．

口腔のランドマークとしての解剖学的構造

　口腔のランドマークは，その多くが粘膜の凹凸として観察されますが，実際には粘膜下の解剖学的構造を反映した形状を呈します．

　歯槽骨は歯にかかる機能圧を緩衝・支持する役割を果たしているため，歯が失われることで骨は吸収し，粘膜の外形まで変化してしまいます．一方，歯を失っても脈管や神経，筋や唾液腺は働き続けることから，その上を覆う粘膜の変化は少なく，ランドマークとしてとらえることができるのです．

上顎の解剖学的構造

　上唇小帯は，正中線上で上唇の内側面から左右中切歯間の歯肉へとのびる粘膜のヒダです（図1）．同様に，上下顎の小臼歯部に頬粘膜から歯肉へと伸びる粘膜のヒダを，頬小帯といいます．上顎第二大臼歯部の頬粘膜には，耳下腺乳頭が開口しています（図2）．耳下腺から分泌された漿液性唾液は，頬筋を貫いて走るステンセン管を通り，耳下腺乳頭から口腔内に分泌されます．

Clinical Hint ● 小林明子

　動かない歯槽粘膜と，可動の頬粘膜，または口唇粘膜などを吊り上げているのが小帯といえます．小帯は歯を失った後も位置が変わることはありませんが，義歯の床縁設計には大変重要な部位となります．このとき，小帯が歯頸部付近までのびていたり，歯周炎などで歯槽骨吸収が大きな状態で歯を失った場合には，歯槽堤から小帯までの距離（角化歯肉の幅）が短くなってしまい，義歯やインプラント治療では難易度が高い症例となってしまいます．

CHAPTER 1 基礎を固める！口腔と口腔周囲のしくみ

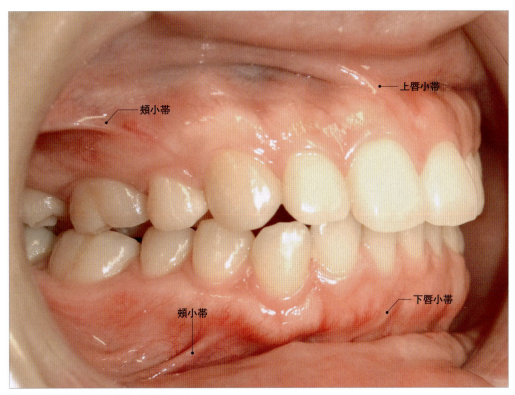

図1　上唇小帯，下唇小帯，頰小帯

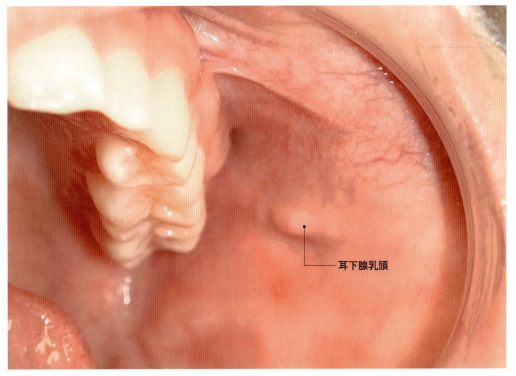

図2　耳下腺乳頭

9 粘膜と義歯

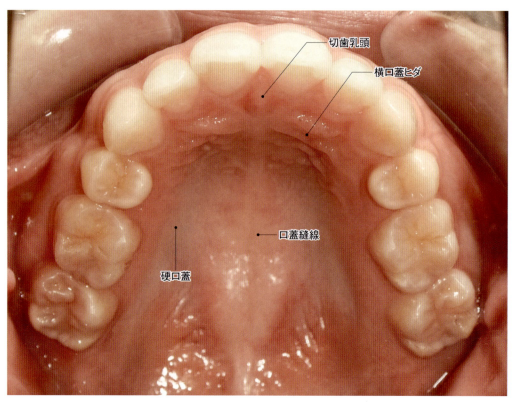

図3 口蓋

　口蓋の前部には，切歯乳頭，（正中）口蓋縫線，横口蓋ヒダがあります（図3）．

　切歯乳頭は結合組織からなる小さな膨らみで，切歯管の開口部（切歯窩）を保護しています．切歯窩から出た鼻口蓋動・静脈と鼻口蓋神経が，口蓋に分布します．口蓋縫線は胎生期に左右の口蓋が癒合した痕跡で，切歯乳頭の後方から口蓋中央を走っています．横口蓋ヒダは切歯乳頭から左右に横走する数本の高まりであり，咀嚼を助ける構造の残存と考えられています．

　口蓋の後部には，口蓋腺の導管が集まって開口する口蓋小窩がみられることがあります．

　上顎骨体の後部には，上顎結節と呼ばれる粗造な面があります．

　最後臼歯が存在する場合，上顎結節は粘膜下にあってほとんど触れることができません．しかし，臼歯を失って顎堤となると，顎堤後方は上顎結節に連続します．上顎結節には歯槽孔と呼ばれる数個の小孔があり，後上歯槽枝（眼窩下神経の枝），後上歯槽動・静脈が入ります．そのため，歯を喪失しても上顎結節における形態的変化が少ないため，義歯の維持に関与する重要な解剖学的構造です．

　上顎結節後面と翼突鈎（蝶形骨翼状突起内側板の先端）の間は深く切れ込んでいるため，粘膜も陥凹しており，ハミュラーノッチ（翼突上顎切痕）と呼ばれています（図5）．こちらも歯の喪失の影響を受けにくいことから，基準平面の設定や上顎義歯床の後縁設定において，重要なランドマークとなることをおぼえておきましょう．

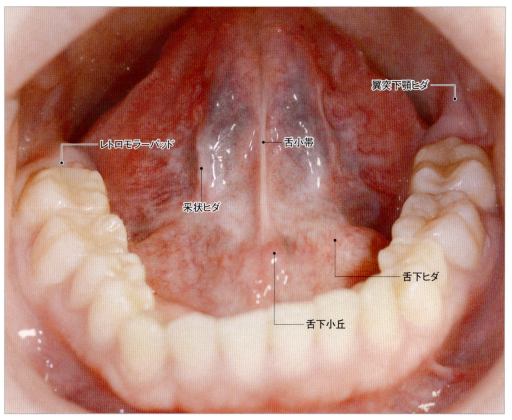

図4 舌下部とレトロモラーパッド，翼突下顎ヒダ

下顎の解剖学的構造

　下唇小帯は，下唇の内側面から左右中切歯間の歯肉へとのびる粘膜のヒダです（図1）．また上顎と同様に，下顎小臼歯部には頬小帯がみられます．一方，舌下面の正中部には細く長い粘膜のヒダである舌小帯があります（図4）．義歯は小帯を完全に避けるように製作されなければならないため，印象採得時にはきちんと確認する必要があります．

　舌の下面には，舌下小丘と舌下ヒダと呼ばれる唾液腺の開口部があります．舌下小丘は舌小帯の左右傍側にある小さな高まりで，顎下腺と舌下腺の導管の開口部位になっています．一方，舌下ヒダは舌下小丘から後外方にU字型にのびており，小舌下腺管の開口部位になっています．

　口腔内から下顎最後臼歯部の頬粘膜を強く触れると下顎枝前縁を触診できますが，さらに指を下方におろしていくと外斜線に触れることができます（図5）．外斜線から指を内側に滑らせると，内斜線に触れることができます．そして，外斜線と内斜線の間の三角形をした浅い骨の窪みを臼後三角と呼びます．

67

9 粘膜と義歯

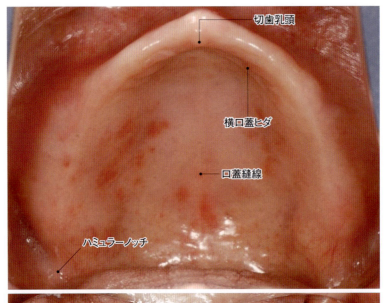
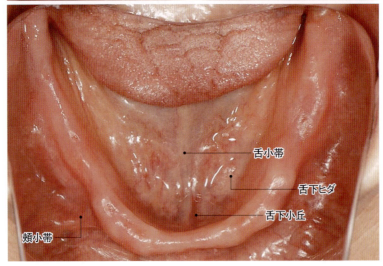

図5 無歯顎の解剖学的構造（東京歯科大学 老年歯科補綴学講座 上田貴之先生のご厚意による）

　臼後三角上には粘液腺である臼後腺が存在しており，粘膜は洋梨状に隆起していますが，これをレトロモラーパッドと称します．粘膜下に唾液腺を含むレトロモラーパッドは無歯顎になっても形態的変化が少ないため，咬合平面の高さの重要なランドマークとして知られています．また，ハミュラーノッチのさらに後方からレトロモラーパッドに向かって粘膜にスジが浮き出ていますが，これを翼突下顎ヒダといいます．翼突下顎ヒダは口腔前庭の後端に位置しており，翼突鈎（蝶形骨）と頰筋稜（下顎骨）の間にある翼突下顎縫線（頰筋と上咽頭収縮筋が結合する腱）によってできます．

　下顎臼歯部の歯を失い顎堤になると，頰小帯の後方に頰棚（バッカルシェルフ）と呼ばれる比較的水平な領域をつくります（図5）．頰棚は，外側を外斜線，内側を歯槽頂，後方をレトロモラーパッドに囲まれており，機能圧負担に適していることが知られています．

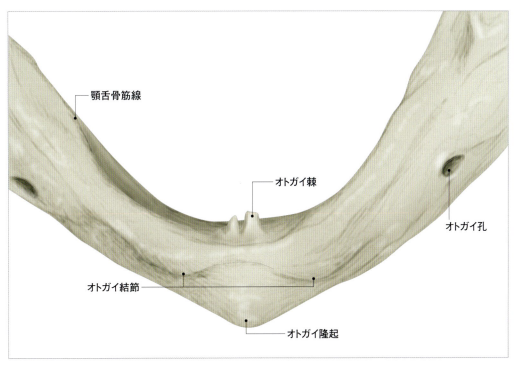

図6 無歯下顎骨におけるオトガイ棘

　下顎体内面には顎舌骨筋の起始部である顎舌骨筋線と，オトガイ舌骨筋やオトガイ舌筋の起始部であるオトガイ棘があります（図6）．歯の喪失に伴って歯槽部が吸収しても，筋の付着部はその影響を受けにくいため，歯の喪失に伴う骨吸収が高度である場合，相対的に顎堤の位置まで上がってくることがあることから，注意が必要です．

9 粘膜と義歯

Clinical Hint ● 小林明子

　義歯と粘膜を考えるとき，必ずその患者さんに歯があった状態を想像してください．どのような状態で咬合咀嚼し，生活されてきたのか．1本1本喪失するにつれ，粘膜やエックス線像で骨がどのように変化してきたのか，ブリッジや部分床義歯の装着状態をも調査します．外傷や齲蝕で喪失した場合には歯槽骨は十分に存在していますが，不適合な義歯や重度歯周病などでは下歯槽神経管や顎舌骨筋線付近まで顎堤は吸収してしまいます．

　顎堤が失われた口腔内に適合し，噛めるような義歯をつくることは容易なことではありません．インプラント治療も難易症例になってしまいます．歯槽骨，顎堤が存在してこそ，顎位や咬合の回復治療が期待できるのです．私たちは歯を残すことに使命を感じていますが，実は骨を守ることこそが歯科医療の真髄ではないかとも思えます．

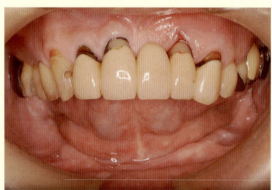
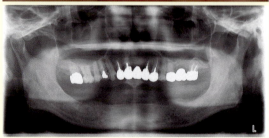

下顎の歯を喪失した後は右頰小帯は歯槽堤上まで伸びてきている

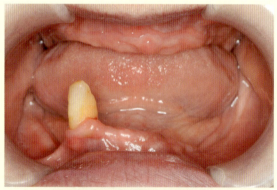
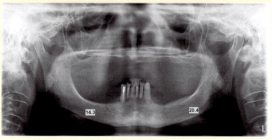

前歯を失った後も 3| のみが残存して歯槽骨を維持している

10 天然歯とインプラントの周囲組織を比較する

矢島安朝

小林明子（Clinical Hint 担当）

生体防御の基本は、ヒトのからだを上皮で被覆することによって外来刺激から守ることである

ヒトのからだは上皮によって覆われていることで、外からのさまざまな刺激（細菌、タンパク質等）を遮断でき、生体内の環境を維持することができます。たとえば、皮膚は表皮で、眼球は角膜上皮で、口腔は口腔粘膜上皮で、人のからだは上皮によってすっぽりと覆われています。これによって、感染などの侵襲刺激から守られているわけです。

たとえば、図1に示す症例のように、下顎歯肉癌のため下顎角から下顎角までの切除が行われ、顎骨再建用チタンプレートで一次再建を施しました。術前には治療線量の放射線照射が行われていたため、術後1.5カ月、チタンプレートが放射線治療によってもろくなった皮膚を突き破り、生体外へ露出しました。生体内外を明確に分けていた上皮が破綻したため、生体外の細菌やタンパク質は容易に生体内に侵入しやすくなってしまったわけです。

このような場合、上皮の破綻部からの感染を恐れ、早期にプレートを除去し、破綻部を丁寧に縫合閉鎖します。これは生体内外を一刻も早く遮断するという医療の常識に沿うものです。これらの処置を早急に行わないと、感染により残存下顎骨は骨髄炎を併発する可能性が著しく高くなり、排膿が長期間継続する事態となります。

しかし、このような上皮を貫いてチタン製の人工物が生体外へ突出した状態というのは、インプラントが口腔内に植立されているのと全く同じなのです。

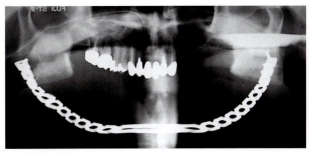
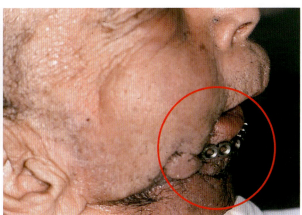

図1 顎骨再建用チタンプレートが、皮膚を突き破って生体外へ露出
担当医は医療の原則として、生体内外を交通させている人工物を早期に除去し、創面の閉鎖を図ることに全力を注ぐ。そのようにしないと、上皮の連続性が断たれたプレート露出部から感染し、残存下顎骨まで除去せざるをえない状態に追い込まれる。しかし、実はこの状況はインプラントが口腔内に植立されていることと全く同じなのである。インプラント治療の場合、これと同じ状況なのに、長期間安定である理由は、口腔内の特殊性（抗菌タンパク質、口腔粘膜の再生能力）に負うところが多い

天然歯とインプラントの周囲組織を比較する

インプラント体は上皮を貫き，生体の内外を分けるバリアを破って植立されている（生体防御の基本から逸脱する）

　天然歯の付着上皮の発生は，歯の萌出に先立ち退縮エナメル上皮と口腔粘膜上皮が癒合して形成されることはよく知られています．つまり，付着上皮とこれに接しているエナメル質とは，発生母体が同じなのです．

　付着上皮は，半接着斑と基底板によって歯面に強固に結合します．さらに付着上皮は非常に活性の高い組織で，歯面との付着を保つためにラミニンなどの接着タンパクをつくり，外部からの侵害物質の侵入を防いでいます．したがって，天然歯では口腔粘膜上皮，歯肉溝上皮，付着上皮さらにエナメル質へと続く連続性の保たれた上皮での完全な被覆が存在しています．これが生体外からの細菌やタンパク質の侵入を阻止し，生体を守っています．

　一方インプラント周囲上皮は，口腔粘膜上皮を切開して，そこにインプラントを埋入しているだけなので，インプラントと接している上皮は天然歯のような非角化の付着上皮ではなく，口腔粘膜上皮，つまり角化した重層扁平上皮です．一見，天然歯の付着上皮とインプラント周囲溝上皮は肉眼的に同じように見えるのですが，発生学的にはまったく異なった上皮になります．

　また，細胞の代謝においても大きな違いが認められます．天然歯の付着上皮では基底層で増殖した細胞が遊走し，常に新しい細胞に置き換わり，古くなった細胞はエナメル質表面の方向ではなく，向きを上方に変え歯肉溝に捨てられます．しかしインプラントでは，インプラント周囲溝上皮は口腔粘膜上皮であるため，その細胞代謝は口腔粘膜そのものであり，古い細胞は基底層からインプラント表面に向けて捨てられます．

　さらに，上皮下の結合組織では，コラーゲン線維が密に走っています．なかでもセメント歯肉線維は，セメント質中から歯肉に向かって走り，付着上皮や結合組織を歯面に押しつけて密着させる役割を担っています．しかし，インプラント周囲組織には，セメント質がないため，当然このような線維は存在しません．インプラント周囲上皮下の結合組織のコラーゲン線維は，インプラントに対して平行に配列されています．したがって，結合組織による辺縁封鎖は天然歯と比較して弱いのです．つまりインプラント周囲上皮では，細菌等が侵入しやすく，さらに炎症の波及も歯周組織と比較して深部まで到達しやすいことがわかります．いったんインプラントが植立されると，そのヒトのからだは上皮で完全にはカバーされていない状態となり，常に体外からの感染などの侵襲刺激に曝されていることになるのです（図2，3）．

CHAPTER 1 基礎を固める！口腔と口腔周囲のしくみ

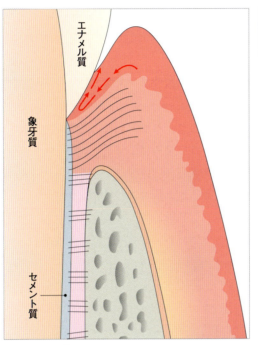

図2 歯周組織
付着上皮は基底層で増殖した細胞が矢印のように遊走し，常に新しい細胞に置き換わり，古い細胞は歯肉溝に捨てられる．結合組織の歯肉線維は，主としてセメント質中から歯肉に向かって走り，付着上皮や上皮下結合組織を歯面に密着させる役割を担っている

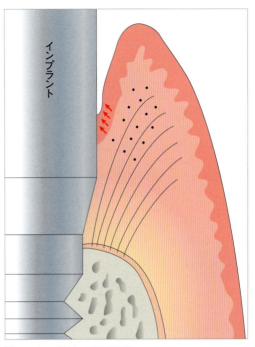

図3 インプラント周囲組織
インプラント周囲溝上皮の細胞代謝は口腔粘膜と同様で，古い細胞はインプラント表面に向かって捨てられる．そのため，同部のインプラントとの付着は脆弱である．結合組織のコラーゲン線維は，インプラントに対して平行に配列しているため，インプラント周囲軟組織をインプラント方向に引き付け，辺縁を封鎖する力にはならない

Clinical Point ● 小林明子

　生体は本来，自己以外は異物として排除しようとします．異物であるインプラント体が生体のバリアである上皮を貫通して埋入されるというインプラント治療に関しては，生体の親和性を高めるためにさまざまな材料学的，形態的開発，術式の提案がなされ，骨や組織との融合を考慮した材料が開発されています．しかしながら，インプラント治療を長期的に成功させるためには，まず歯科医師のみならず，歯科技工士，歯科衛生士も歯周組織とインプラント周囲組織の違いを理解したうえで，インプラント体周囲に炎症を惹起するような状況（病原菌の付着や侵入）を与えない上部構造の形態，材料の設計が重要であり，メインテナンスにおいては常に正常を維持できるような環境フォローや，咬合からの力が骨やインプラント体に破壊的な力を与えていないか常に注意しながら対応を行う必要があります．

10 天然歯とインプラントの周囲組織を比較する

インプラントには歯根膜が存在しない

　歯根膜は歯槽窩に歯を懸垂するための線維性結合組織であり，咬合力を直接骨に伝えないためのクッションの役割を果たします（図4-1）．また，歯根膜は血管に富んだ組織で，骨芽細胞やセメント芽細胞を栄養するだけでなく，セメント質，遊離歯肉をも栄養しています．

　感覚の受容も歯根膜の大きな役割です．歯根膜に分布する知覚性の神経終末は，圧覚や痛覚を受容します．そのため歯根膜感覚を含め，口腔感覚は咀嚼運動の協調に深く関与し，咀嚼力やその方向も強く影響を受けています．特に歯根膜感覚は，下顎運動や食物の硬さの識別に重要であるといわれています．

　一方，インプラントには歯根膜が存在しないため，これら歯根膜独自の役割はすべて消失しています．健全な天然歯の被圧変位量は25～100μmであり，インプラントでは数ミクロンの変位量であるといわれています．したがって，インプラントに負荷が集中し過重負担が発現すると，インプラント辺縁骨の吸収やスクリューあるいはインプラント体の破折のリスクが高

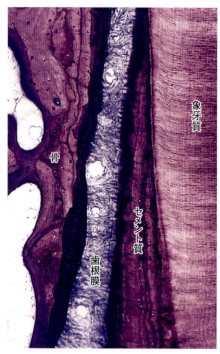

図4-1　歯根膜（天然歯）
歯根膜線維がセメント質と骨をつないでおり，これによって天然歯は歯槽窩に懸垂されている．咬合力を直接骨に伝えないための緩衝の役割をもつ（東京歯科大学：井上孝教授のご厚意による）

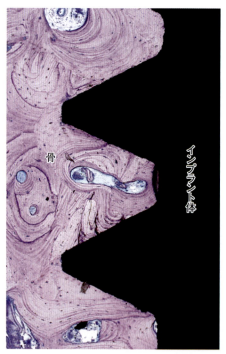

図4-2　インプラント体の骨結合
インプラントと骨組織の間には，何の軟組織の介在もなく，インプラントと骨が接している．インプラントの被圧変位量はごくわずかであるため，過重負担となると，インプラントの辺縁骨吸収やスクリュー，インプラト体破折のリスクが高くなる（東京歯科大学：井上孝教授のご厚意による）

くなります（図4-2）．

　さらに，インプラントは歯根膜から圧覚・痛覚の情報を受けられないため，咀嚼運動のための情報が不足していると推測されます．しかし，臨床的にはインプラント治療を受けた患者さんは，何不自由なく食事をしています．これは，インプラントでは歯根膜感覚が欠落しているため，その代償として咀嚼筋の筋紡錘，顎関節の圧受容器が調節機能を果たしているためと考えられています．

　歯根膜からの血行は歯槽骨や歯肉を栄養しています（図5-1）．インプラント周囲粘膜の場合，歯根膜からの血流が欠けているため，天然歯周囲の歯肉と比較して血行不良が懸念されます．同時に，歯根膜から周囲歯槽骨に入る血流も欠くため，歯槽骨の栄養も天然歯と比較して不利な条件となります（図5-2）．したがって，インプラント周囲粘膜や歯槽骨は，天然歯の場合と比較して，感染への抵抗性は劣り，いったん感染すると改善するのに長時間を要するものと予測されます．また，手術等による損傷後の軟組織の創傷治癒も遅延する傾向があると考えられています．

　天然歯の歯周組織とインプラント周囲組織を比較すると，肉眼的には一見同じように見えますが，上皮のバリア，上皮下結合組織の封鎖性，歯根膜の存在などの点から，インプラント周囲組織は大きなリスクにさらされていることになります．このリスクをよく理解したうえで行うメインテナンスが，はじめて Evidence Based Medicine となり得るのです．

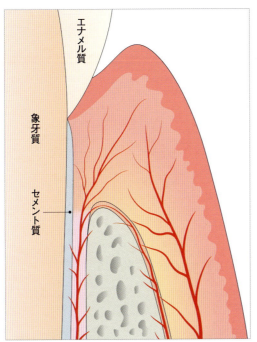

図5-1　歯周組織の血行のイメージ
歯根膜からの血行は，歯槽骨，遊離歯肉，セメント質を栄養している．天然歯の場合，歯肉への血行は，歯根膜，歯槽骨膜，口腔粘膜の3つの血液供給路をもっている

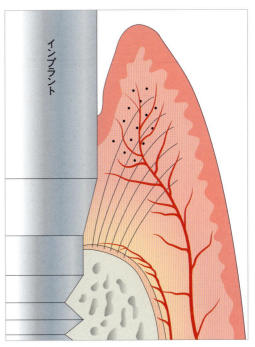

図5-2　インプラント周囲組織の血行のイメージ
インプラント周囲組織への血行は，歯根膜が存在しないため，歯槽骨膜と口腔粘膜の2方向だけとなる

歯科衛生士による歯科衛生士のための長期症例集！ 実力派DHの症例から患者さんを長くみていくことの意味をお伝えします

デンタルハイジーン別冊

長期メインテナンス症例から考える！
経過観察の意味
～歯科衛生士は患者さんとどのように関わってきたのか～

鷹岡竜一・品田和美・村上恵子　編著

AB判／120頁／オールカラー　定価：（本体3,200円＋税）
注文コード：390510

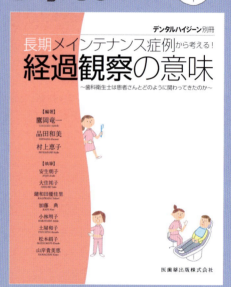

あの歯科衛生士はどう患者さんをみているの？

● 歯科衛生士の臨床でもっとも大切なことの1つは、「自分が担当した患者さんの経過をみること・追うこと」です．自らの臨床を振り返って検証し、"経過観察"を行わずには、患者さんをみる眼を養うこと、歯科衛生士としての実力を上げることはできません．

● 「一人の患者さんを長年みつづけていく」ためには、どのような知識・技術・視点が必要なのか——．歯科衛生士界の第一線で活躍される10名の歯科衛生士よる10年以上の長期メインテナンス症例を通して紹介します．患者さんとの関わりに求められるヒントやアドバイスが満載です！

● いまや、歯科衛生士が長期メインテナンス症例をもつ時代です．患者さんとの関わりに求められる視点やスキル、コミュニケーション技術を備えて、日々の臨床のさらなるスキルアップにお役立てください．

おもなCONTENTS

Chapter 1　総論
歯科衛生士にとっての「経過観察」の意味

Chapter 2　現状と展望
座談会　なぜ「経過観察」が必要か？

Chapter 3　実際
長期症例における「経過観察」の実際
～10名の歯科衛生士による
Clinical Case Report～

執筆者（五十音順）
安生朝子
大住祐子
鍵和田優佳里
加藤 典
小林明子
品田和美
土屋和子
松本絹子
村上恵子
山岸貴美恵

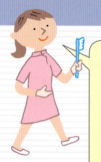
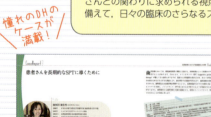
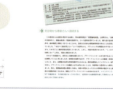
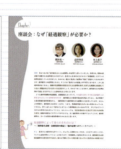
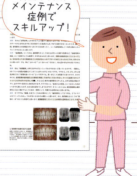

CHAPTER 2

見逃さないで!
口腔内の小さな変化が意味すること

1 まず理解しておきたい歯の発生・交換のプロセス

山本将仁・阿部伸一・井出吉信

小林明子（Clinical Hint 担当）

歯の芽「歯胚」

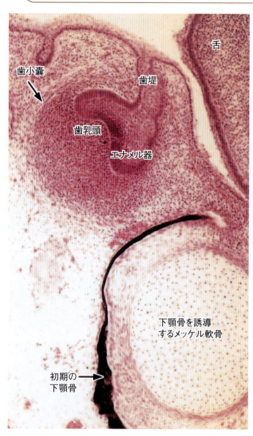

図1 歯胚の成長．帽状期の歯胚

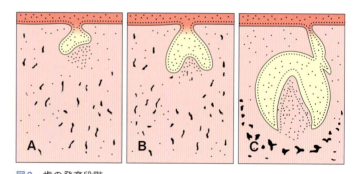

図2 歯の発育段階
A：蕾状期，B：帽状期，C：鐘状期（最新歯科衛生士教本 小児歯科. 医歯薬出版，2009；29）

　歯の形成は，まだヒトの外形が整っていない胎生6～7週ごろに，口腔の内面を覆っている口腔粘膜上皮が将来の歯列弓に沿って間葉組織（幼弱な結合組織）に向かってアーチ状に増殖することから始まります．このアーチ状の上皮を歯堤と呼び，歯堤の先に乳歯の数に相当する乳歯の歯胚（歯の芽）がつくられます．

　歯胚は，歯堤と連続する上皮性のエナメル器，間葉性の歯乳頭と歯小嚢から構成されます．歯胚は順次大きくなり，形も変化します．その過程をエナメル器の形から蕾状期，帽状期，鐘状期に分けています．歯胚の各部分は役割分担が決められ，それぞれから歯と歯周組織がつくられます．

歯冠ができてから歯根ができる

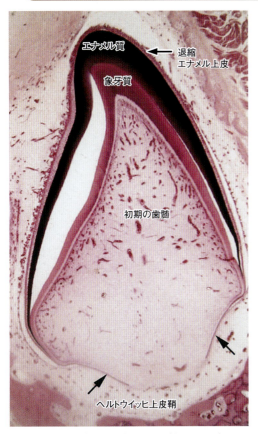

図3　石灰化期（歯根の外形ができ始めるころ）

　歯の形成の順番は，まず最初に歯冠がつくられ，歯冠が完成すると歯根の形成に移ります．胎生4～5カ月ごろになると，石灰化（ハイドロキシアパタイトを主とする無機質の沈着）が行われ，歯冠（エナメル質と歯冠象牙質）の形成が開始します．しかし，エナメル質と象牙質は同時に形成が進むのではなく，象牙質のほうが一歩先行して進みます．

　歯冠が完成すると，次は歯根の形成が始まります．ヘルトウイッヒ上皮鞘の膜が歯頸部から伸び，歯根の外形（単根・2根・3根）がつくられます．外形が決められると，上皮鞘の内側に歯根象牙質が形成され始めます．

　ヘルトウイッヒ上皮鞘は建物をつくるときの外枠に相当しますので，中ができてくると枠（上皮鞘）は不要となり，消失していきます．上皮鞘が消失した部分では，歯根象牙質の表面に歯小囊内側から分化したセメント芽細胞が一列に並び，外側に移動することによってセメント質を形成します．

　さらに，歯小囊外側の細胞は，骨芽細胞に分化し，歯槽骨の一部をつくり，中間の部分は歯根膜になります．歯根の形成が進むと，歯は口腔粘膜の方へ徐々に移動し，口腔粘膜を貫通し萌出します．

なぜ歯は生え代わるの？

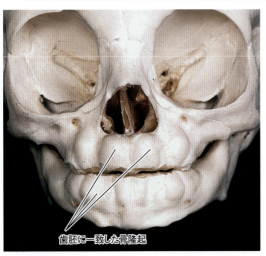

図4　新生児の顎骨．顎骨の中に形成が進んだ歯胚が収められているため，顎骨表面が隆起している

　歯胚は顎骨の中で成長し，大きくなっていきます．生後半年ごろから乳歯が生え始め，約3歳で全部の乳歯が生えそろいます．完成した歯（歯冠）はそれ以上大きくなりません．しかし，頭蓋を構成する顎骨は，乳歯が生えそろう3歳を過ぎても脳の発達とともに成長します．するとどうなるでしょう？　顎の大きさに対して歯が小さく，バランスが悪くなりますよね．そこで，歯と顎の大きさのバランスを保ち，咬合機能を十分に発揮できるように，大きな永久歯と交代し，歯の本数も増えるのです．永久歯は胎生5カ月くらいから，歯胚の形成を開始します．

1 まず理解しておきたい歯の発生・交換のプロセス

混合歯列期前期—歯肉の中では何が起きているの？

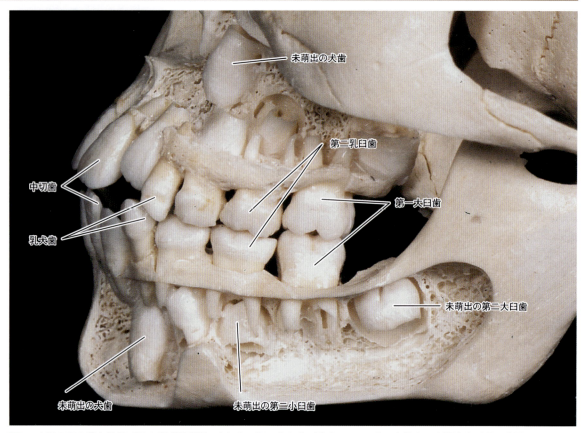

図5 小児の歯の萌出状況（混合歯列期前期．中切歯，第一大臼歯が萌出している）．未萌出の上顎犬歯が深い位置にみられる

　約3歳で生えそろった乳歯は，4歳ごろから歯根の吸収が始まり，6歳ごろからは，順次脱落が起こり永久歯に置き換わっていきます．乳歯と交代する永久歯（切歯，犬歯，小臼歯）は「代生歯」，乳歯列の後方に追加される永久歯（大臼歯）は「加生歯」と呼ばれます．

　一般に，第一大臼歯と中切歯がほぼ同時期（約6歳）に最初の永久歯として萌出し，次に側切歯が萌出してきます．犬歯（特に上顎犬歯）は，第一小臼歯よりも遅く萌出する場合が多く，側切歯と第一小臼歯との間が狭い場合には「八重歯」になってしまいます．

Clinical Hint ● 小林明子

　歯の発生や成長発育，乳歯永久歯の交換を学ぶことは，歯そのものへの理解を深めます．たとえば，前歯の修復補綴時のシェードテイキングでは発生順序を想定すると，第一大臼歯部の色から確認するのが有効と判断できます．また，歯周治療や再生療法への理解には外すことはできません．さらに学校での保健指導や，妊婦指導でも歯の大切さについて積極的に伝えてほしい内容です．

永久歯の萌出を助ける乳前歯の歯根吸収・唇側の骨吸収

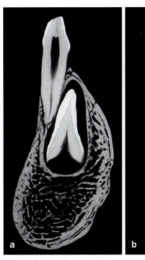
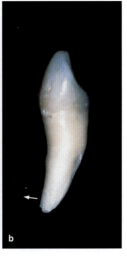
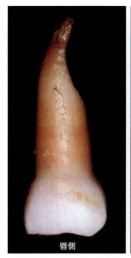
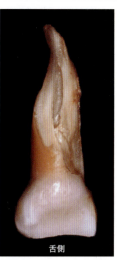

図6 前歯部の歯の交換
　aは軟エックス線写真，bは隣接面より観察した乳犬歯

図7 乳歯の歯根吸収状況（上顎乳中切歯）

　前歯部では，乳歯の舌側下方に永久歯の歯胚が成長し，永久歯が舌側方向から萌出します（**図6-a**）．そのため，乳前歯の歯根は唇舌的に圧扁され，**図6-b**のように，根尖が唇側に屈曲しています（矢印）．

　交換期に永久歯がスムーズに萌出できるように，乳歯では，歯根の舌側面から吸収が起こります．乳前歯は，唇側の歯根はほぼ全長を保っていても，舌側は吸収によって半分以下になっている場合があります．

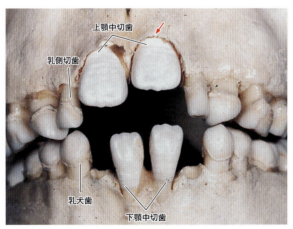
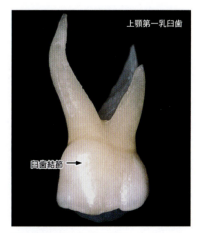

図8 中切歯萌出時の顎骨の状況
　赤矢印は永久歯の萌出に伴う唇側の骨吸収を示す

図9 乳臼歯の形態的特徴

　永久歯萌出時には，唇側の歯槽骨が吸収し，永久歯が前方に出やすくしています．
　乳臼歯では直下で歯胚が育つため，歯根が大きく離開し，吸収は歯根の内面から始まります．

顎骨の成長に伴ってできる「発育空隙」

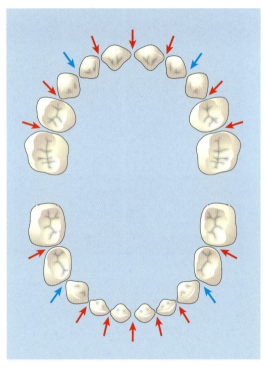

図10　乳歯列期にみられる歯間の空隙
青：霊長空隙　赤：発育空隙

　ヒトの歯は一生に一度だけ生えかわりますが，生えかわりは，顎骨の成長と密接に関係しています．永久歯と交換する前の乳歯列期では，歯の交換より顎骨の成長が先行しているので，歯と歯の間に間隙が生じます．

　乳歯列中の上顎乳側切歯と上顎乳犬歯間，下顎乳犬歯と下顎第一乳臼歯間にみられる空隙を「霊長空隙」といって，霊長類に共通してみられます．また，この霊長空隙以外にみられる歯冠の空隙を「発育空隙」と呼び，乳歯から大きな永久歯に代わるために重要なスペースです．

側方歯群のスムーズな交換のために用意された「リーウェイスペース」

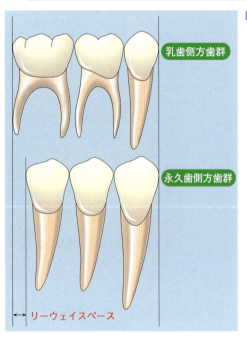

図11　乳歯列の側方部にみられる空隙．矢印がリーウェイスペース

　歯列の側方部でも永久歯への交換に際してのスペースの確保がみられます．乳犬歯，第一乳臼歯，第二乳臼歯はこれらと交換する犬歯，第一小臼歯，第二小臼歯とともに側方歯群と呼びますが，この側方歯群が交換する時期（9〜12歳）には，側方歯群両端に位置する切歯と第一大臼歯はすでに萌出しています．

　そのため，永久歯側方歯群が乳歯側方歯群とスムーズに交換できるように「リーウェイスペース」が用意されています．これは，乳歯と永久歯の側方歯群における歯冠近遠心径と幅径の総和の差で，乳歯のほうが永久歯より大きくなっています（上顎で1mm，下顎で3mm）．

　この差があることによって，永久歯との交換が無理なくできるとともに，切歯と第一大臼歯の咬み合わせや歯並びを調節することができるのです．

乳歯列から永久歯列完成までの流れを理解しておこう！

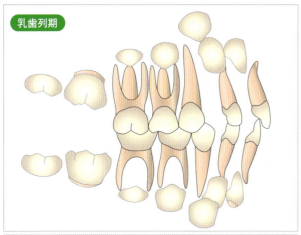
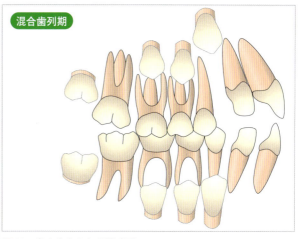

図12　歯の生えかわり模式図
（パノラマX線による観察は140ページ参照）

　永久歯への生えかわりとともに乳歯列の後方に大臼歯群が第一大臼歯から追加され始め，12歳ごろになると，第三大臼歯（智歯）を除く永久歯列が完成します．顎骨は18歳ごろまで成長します．

　智歯は，上顎では上顎結節の顎骨中に，下顎では下顎枝前縁部の下顎体との移行部に収められています．そのため，顎骨の成長が不十分な場合には，智歯萌出のスペースが減少し，萌出の場が確保しにくいため，しばしば植立方向に異常をきたします．上顎では遠心傾斜と水平植立が，下顎では近心傾斜と水平植立が多くみられます．

Clinical Hint ● 阿部伸一

　小さな子どもをもつ保護者の方のなかには「乳歯は永久歯に生えかわるのだから，永久歯になってからまじめに歯磨きをさせれば大丈夫」と誤解しておられる方もいらっしゃいます．
　しかし，齲蝕によって早い時期に乳歯側方歯群の歯冠が壊され喪失すると，図10，11で解説したようなスペースが確保されなくなり，不正咬合の一因になります．
　「乳歯を大切にすることが，正常な永久歯列をつくることにつながる」ということを患者さんに理解していただくことが大切です．

2 口腔粘膜の変化

橋本貞充

歯肉や口腔粘膜の色の変化はなぜ起こる？

　歯肉や口腔粘膜の色は一人ひとり違いますし，年齢や生活習慣，もちろん部位によっても色調が異なります．赤くなったり白くなったりする口腔粘膜の色は，どのように決まるのでしょうか．

　私たちは，口腔粘膜の表面から，厚さわずか0.1〜0.2mmの重層扁平上皮を通して透けて見える，線維性結合組織の中にある毛細血管を流れる血液中の赤血球の色を見ています．

　毛細血管の中を流れる赤血球中にある，酸素を運搬するヘモグロビンは，肺で酸素を受け取ると「鮮紅色」になり，心臓の左心室から動脈を通って末梢の毛細血管網に流れ込み，組織の細胞達に酸素を渡すと「暗赤色」に変化し，静脈から心臓を経て肺に戻ります．

　つまり，毛細血管が拡張して動脈血が集まる「充血」では（図1），鮮紅色となり，酸素を運び終えた静脈血が局所に停滞する「うっ血」では血液は暗赤色になるのです．そして，動脈血の流入が少なかったり，静脈からの流出が増えたりすることで，局所の血液が少なくなるのが「虚血（局所の貧血）」で，赤血球が少ないので蒼白にみえるのです．

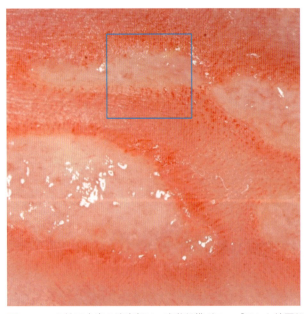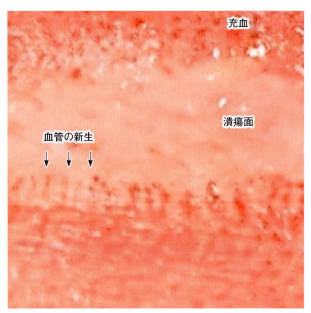

図1 アフタ性口内炎の潰瘍部は，肉芽組織がフィブリンと壊死組織で覆われるため黄白色で，周囲には拡張した毛細血管の新生が著明で，肉眼的には周囲の赤い縁取り（紅暈）としてみられる．潰瘍面に上皮が再生すると白みが増して痛みも消失する

口腔粘膜の炎症

炎症は，からだへの攻撃に対する防衛反応で，
① 血管拡張と血管透過性亢進に伴う循環障害と滲出
② 損傷部における変性，萎縮，壊死を伴う退行性変化
③ 細菌や壊死組織の除去とともに免疫応答と細胞増殖による組織再生を伴う進行性変化
の形で起きてきます．

粘膜に炎症が起きているところでは，最初は白血球や血漿成分を送り届けるために毛細血管が拡張（発赤）して，血管透過性が亢進することで，毛細血管から組織への血漿成分や白血球が滲出して浮腫（腫脹）が起こります（図2）．

白血球の中の好中球の攻撃によって細菌とともに自らの組織が破壊されると，組織が壊れて欠損した部分を，血管の新生を伴う柔らかく幼若な肉芽組織が増生して補填します（図3, 4）．

肉芽組織はやがて，炎症の消退とともに瘢痕化（線維化）し，太いコラーゲン線維とわずかに残った血管からなる，白く硬い組織（瘢痕組織）となって収縮していきます（図5）．

目の前にある炎症が，どの段階にあるのかを的確に把握することが，とても大切です．

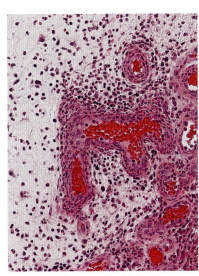 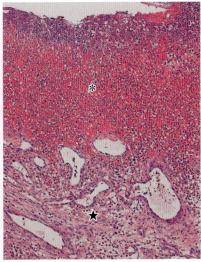

図2 炎症部では，拡張した血管周囲に血漿成分の滲出に伴う著明な浮腫と，多数の好中球が血管外へと滲出する（左）
図3 潰瘍部ではかさぶたをつくるフィブリンと壊死組織で覆われ（＊），直下には増生拡張した毛細血管が豊富な幼若な肉芽組織がみられる（★）（右）

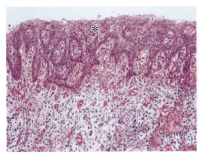 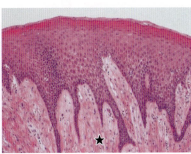

図4 炎症の経過とともに，潰瘍表面には重層扁平上皮が再生する（＊）（左）
図5 やがて炎症の消退とともに上皮下の肉芽組織は線維化した肉芽組織に置き換わり，瘢痕治癒する（★）（右）

2 口腔粘膜の変化

口腔粘膜上皮の変化

　口腔粘膜の表面を覆う重層扁平上皮は薄く（0.1〜0.2mm）半透明ですが，角化が亢進して角質層が厚くなると，光が表面で乱反射してしまい，上皮下の毛細血管の中にある赤血球の色が見えなくなり，白っぽくなってしまいます．

白板症

　口腔粘膜にみられる「白板症」は，重層扁平上皮の角質層が異常に厚くなって（過角化症）粘膜が白く見えるもので，歯肉や舌側縁のほか，頬粘膜や舌下面，口腔底などにみられます．
　この白板症は，「前癌病変」として，将来的に「扁平上皮癌」に移行したり，すでに癌に変化したりしている可能性がある病変なので，早めにみつけて細胞診や生検による組織診で病理学的に検査し，しっかりと経過をみていく必要があります．

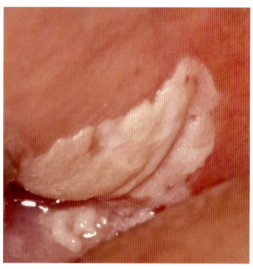
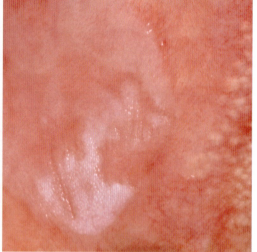

図6　上顎臼歯部（左）と頬粘膜部（右）の白板症

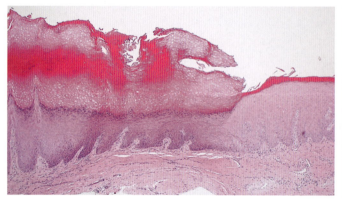

図7　白板症．角化の亢進を示しており，角質層が著しく肥厚している

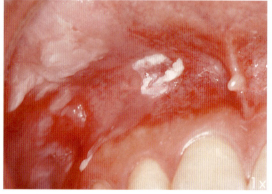

図8　白板症から扁平上皮癌へと変化した症例．部位によって角化の状態が異なり，白さが違って見える

口腔粘膜の悪性腫瘍

扁平上皮癌

　口腔にできる癌の90%以上は「扁平上皮癌」です．舌がもっとも多く（40%）そのほとんどが舌の側縁にみられます．次いで歯肉に多く，頬粘膜，口腔底も要注意ですから，口腔診査のときに，見えにくい舌側縁や臼歯部の歯肉を中心に，口腔粘膜をしっかりと確認することを忘れないでください．

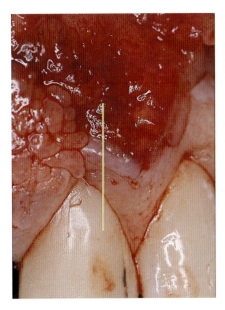
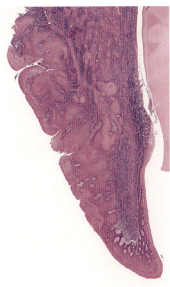

図9　歯肉の扁平上皮癌のルーペ像と組織像．歯肉部に，癌による深い潰瘍がみられる．潰瘍部では癌組織が深部に増殖している

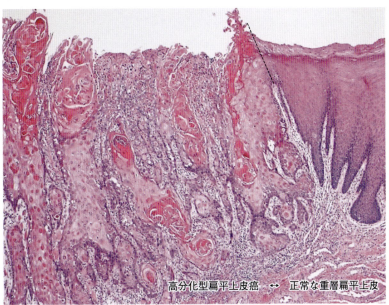

図10　舌の扁平上皮癌の組織像．強い異型性を示す癌細胞が深部組織に浸潤している（------より左側が癌組織）

高分化型扁平上皮癌　↔　正常な重層扁平上皮

2 口腔粘膜の変化

からだの中でつくられる色素と外から入り込む色素（内生色素と外来性色素）

からだでみられるさまざまな色は，からだの中でつくられる内性色素と，外から取り込まれた外来性色素によって着けられます．

内性色素

赤血球のヘモグロビンや，赤血球が分解されてできるヘモジデリンやビリルビン（胆汁色素）は，血液に由来する血性色素です．また，毛髪や皮膚，目のメラニン色素なども，からだのなかでつくられる色素で，これらの色素を内性色素と呼びます．

外傷や智歯の抜歯などでみられる内出血では，最初は皮下で出血が起こり（深部に暗赤色の出血巣があるので表面からは青紫色に見えます），多量の赤血球が大食細胞（マクロファージ）に貪食されてヘモグロビンがヘモジデリン（茶褐色の色素）に分解され，やがて吸収されていく過程で，青紫色から緑色，そして黄色となってやがて色が消えていきます．

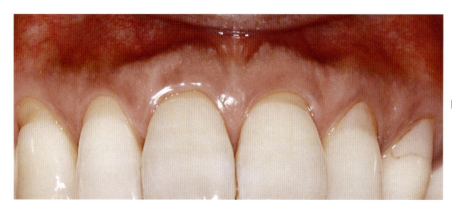

図11 喫煙者の歯肉にみられるメラニン色素の沈着．メラノサイトは，紫外線やタバコなどの刺激に反応してメラニンを過剰に産生し，周囲の角化上皮細胞に取り込ませることで粘膜を茶色に着色する（メラニン沈着症）

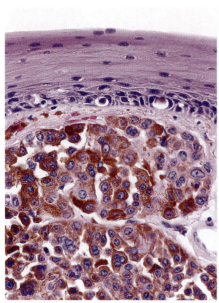 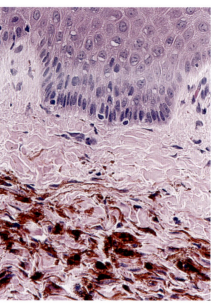

図12 色素性母斑．いわゆるホクロ（黒子）で，メラノサイトになりきれなかった細胞（母斑細胞）が上皮内や上皮下に集まったもので，表層にあると茶色に，深いところに集まれば黒色に見える（左）

図13 青色母斑．真皮のメラノサイトが組織の深いところにあると，青色に見える（右）

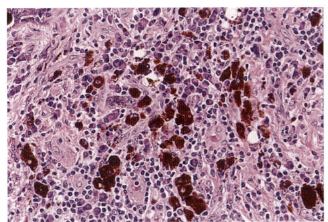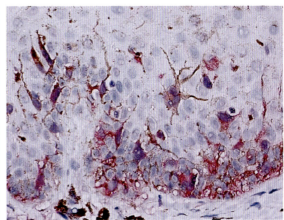

図14 悪性黒色腫．メラノサイトや母斑細胞が癌化したもので，悪性度が高い．硬口蓋や上顎歯肉部に発生することからこの部の色素沈着には注意が必要

外来性色素沈着

　外来性色素沈着はミカンやニンジンなどの食べ物に含まれる赤や黄色のカロチン（ビタミンAの前駆体）や，歯冠形成時に歯科用金属の切削片が歯肉の上皮下に埋入することで起きる刺青などがあります．からだの外から取り込まれたり埋入した色素で，鉛筆の芯や焼き魚の骨などの異物が刺さったものなどでも起こります．

　口腔内での金属切削時に，歯肉の創面（傷口）に切削された金属の粉が付着したままになると，血餅の中に残り，やがて増殖してきた肉芽組織の中に取り込まれます．肉芽組織の中でマクロファージが貪食しようとしても金属を分解することができず，やがて酸化したり硫化物となって黒く変化したままコラーゲン線維や血管壁などの組織内に沈着し，これが粘膜を通して黒く見えるのです．

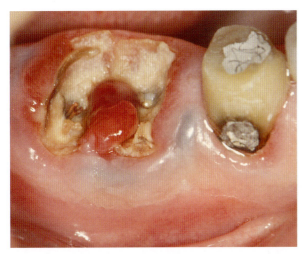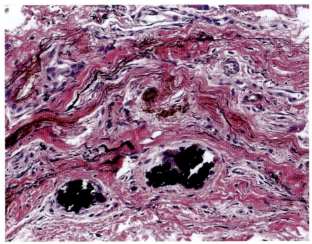

図15 歯科用金属の刺青．補綴物周囲の歯肉に歯科用金属による灰黒色の着色がみられる．硫化物に変化した黒色〜茶色の金属が，塊状あるいは粒状となってマクロファージやコラーゲン線維，血管壁などに沈着している

3 歯周組織の変化

橋本貞充

歯肉炎と歯周炎

歯肉炎と歯周炎の原因とは

歯周組織のバリア機構を担うのは，

① 付着上皮の最表層細胞のエナメル質への強固な接着能と，それがもつ分裂能と遊走能
② 歯肉の毛細血管から付着上皮細胞間隙を通って歯肉溝から流れ出る歯肉溝滲出液と，中に含まれる免疫グロブリンと抗菌作用をもつ物質
③ 付着上皮細胞の拡張した細胞間隙を遊走して敵を貪食する好中球

たちです．これらの働きで健康な歯肉では，歯肉溝は浅くて狭くなっており，その隙間に細菌たちが棲息できる場所はありません．

しかし，歯肉縁部の歯面に強固なデンタルバイオフィルム（デンタルプラーク）がつくられると，どうなるのでしょうか．バイオフィルムはネバネバした多糖体でつくられているため，抗菌薬や消毒薬の効果があるのは表面だけです．自然免疫や獲得免疫が活性化されるのですが，強固なバイオフィルムに対しては，なかなか効果的な防御ができません．

細菌を貪食するために動員された好中球は，付着上皮の細胞間隙を拡げながら前線に向いますが，戦いむなしく死滅してしまった後は，細胞内のリソソームに含まれる消化酵素を垂れ流して，周囲の組織を破壊してしまうのです．

付着上皮が壊されることで歯周ポケットが形成されると，唾液に含まれる酸素の影響が少なく嫌気的となったその場所に，歯周病原細菌たちが自分たちの王国を造り始めるのです．

歯周病原細菌のメンバーは，レッドコンプレックスといわれる① ポルフィロモナス・ジンジバリス（Pg菌），② トレポネーマ・デンティコーラ，③ タネレラ・フォーサイシアや，侵襲性歯周炎を引き起こす④ アグリゲイティバクター・アクチノミセテムコミタンス（$A.a$菌），あるいは長い菌体の⑤ フソバクテリウム・ヌクレアータムたちです．

歯周病原細菌たちが放出する内毒素のリポ多糖（LPS）などによって炎症が増強し，腫れて痛みのある急性の炎症を繰り返すたびに歯周組織が破壊されていきます．そして慢性歯周炎へと進展し，アタッチメント（付着）のロス（喪失）が進んでいくのです（CEJから歯周ポケットの底部までの距離を，アタッチメントロスという）．

そして，歯周ポケット内で増殖した歯周病原細菌たちは，やがてポケット上皮細胞の中や血管内へと侵入し，口腔から全身の臓器へと拡がっていきます．

見逃さないで！口腔内の小さな変化が意味すること CHAPTER 2

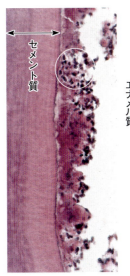
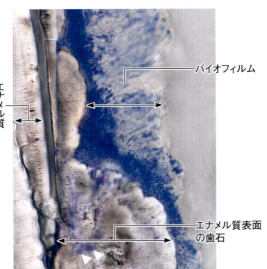
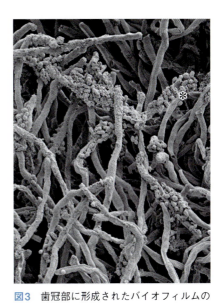

図1 歯周ポケット内の露出根面のバイオフィルムと好中球
露出した根面の無細胞性セメント質の表面にはバイオフィルムが形成され、そのまわりには多数の好中球（○）が遊走している

図2 歯頸部エナメル質表面に形成された歯石とデンタルバイオフィルム（非脱灰研磨標本）
エナメル質表面には瘤状の歯石が形成され、その断面にはヘマトキシリンに染色される細菌成分（△）が残っている．歯石の表面には厚いバイオフィルムの層がみられる

図3 歯冠部に形成されたバイオフィルムの走査電子顕微鏡像
バイオフィルムは細長い線状の菌（フゾバクテリウムなど）の表面に、球菌（連鎖球菌など）が付着し、トウモロコシのようなコーンコブ（*）を形成している

表1 歯周病の分類（日本歯周病学会による歯周病分類システム2006をもとに作成）

1. 歯肉病変	① プラーク性歯肉炎：細菌性プラークにより引き起こされ、アッタチメントロスがないもので、その他、全身疾患や栄養障害に関連するものもある
	② 非プラーク性歯肉炎：プラーク細菌以外の感染や粘膜病変、アレルギーによるものなど
	③ 歯肉増殖：抗痙攣薬のフェニトインや降圧薬のニフェジピン、免疫抑制薬のシクロスポリンなどの薬物性や、遺伝性の歯肉増殖がある
2. 歯周炎	① 慢性歯周炎：歯周病原菌により引き起こされ、アッタチメントロスや歯槽骨吸収を伴う
	② 侵襲性歯周炎：細菌性プラークの付着量は少なくても、急速な歯周組織の破壊がみられ、A.a菌が確認されることが多い
	③ 遺伝性疾患にともなう歯周炎：ダウン症やパピヨン・ルフェーブル症候群などにみられる
3. 壊死性歯周疾患	壊死性潰瘍性歯肉炎と歯周炎があり、歯肉の壊死と潰瘍形成がみられる．

その他、化膿性炎症により歯周組織に膿瘍が形成される歯肉膿瘍や歯周膿瘍、歯髄炎と関連する歯周-歯内病変、歯肉退縮、咬合性外傷などに分けられる．

3 歯周組織の変化

プラーク性歯肉炎とはどのようなものか

　歯肉炎のほとんどは，細菌プラークの付着が原因となったプラーク性歯肉炎で，炎症が歯肉に限局していて，歯槽骨の吸収や歯根膜の破壊が起こっていないものを指しています．具体的には，歯肉組織にアタッチメントロス（付着の喪失）が起こっていないか，アタッチメントロスがあったとしてもわずかで，炎症が治まっていて深部に進行していない状態をいいます．

　歯肉炎の場合にも，歯肉が腫脹することでポケット状になりますが，アタッチメントロスがない場合は仮性ポケットです．炎症の拡大によってCEJ部の歯根膜が壊れてセメント質が露出すると，付着上皮が歯根面に付着しながら根尖側へ伸展しますが，歯肉炎では上皮の伸展はないか，あったとしてもわずかです．

　歯肉炎では毛細血管が拡張して血管透過性が亢進し，好中球を主体とする多数の炎症性細胞が浸潤することで，歯肉の発赤と，腫脹が起きます．

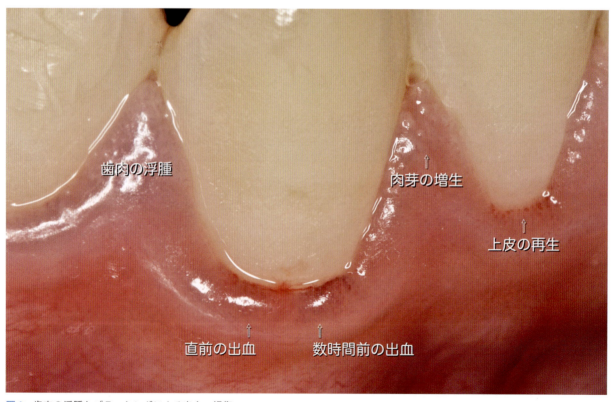

図4　歯肉の浮腫とブラッシングによる出血・損傷
　プラーク性歯肉炎で浮腫を起こした歯肉に，不適切なブラッシングによる粘膜下の出血が見られる．出血部は，直後は鮮紅色だが，時間が経つと鬱血により赤紫色になる．歯肉が傷ついて組織欠損が起きると，潰瘍部に肉芽組織が増生し，その後，上皮が再生して治癒する

慢性歯周炎とはどのようなものか

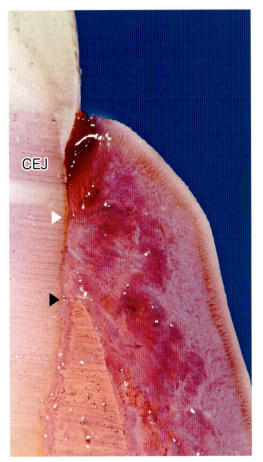

図5　歯肉退縮を伴わない初期の慢性歯周炎のルーペ像
歯肉縁の位置は変わらないが，CEJ部に及ぶ炎症により，浅いポケットが形成されており，歯槽骨縁（▲）もやや根尖側にある

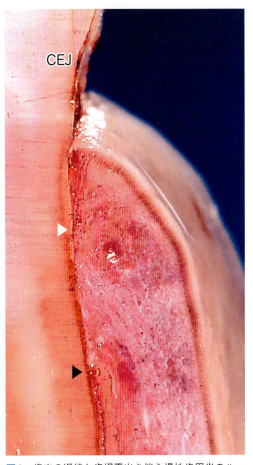

図6　歯肉の退縮と歯根露出を伴う慢性歯周炎のルーペ像
歯肉が退縮して根面が露出しており，ポケット上皮と長い付着上皮によって根面と接している．長い付着上皮の先端（△）と歯槽骨縁（▲）との距離は離れている

　慢性歯周炎は，歯周病原菌の感染による炎症が深部に波及し，歯根膜組織の破壊と歯槽骨の吸収によりアタッチメントロスが引き起こされたものです．

　歯肉部での炎症が拡がることで，まずCEJの直下にあって歯頸部の無細胞セメント質と骨膜とをつないでいる，もっとも重要な歯-骨膜線維が，炎症の波及により破壊されます．そして，活性化した破骨細胞が歯槽骨の吸収を始めます．

　炎症の深部への波及による組織破壊によって，セメント質と歯槽骨をつなぐ歯根膜による結合組織性付着が壊れ，やがて歯根のセメント質が露出してしまうのです．

3 歯周組織の変化

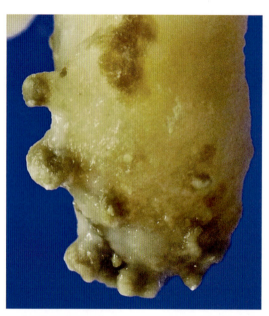

図7 歯周ポケット内に長期間露出した歯根のルーペ像
露出歯根の根尖部には，バイオフィルムに覆われた多数の瘤状の歯石の形成がみられる

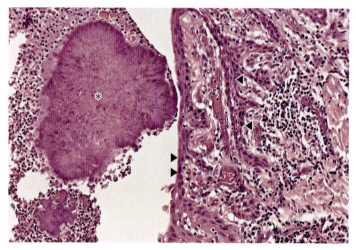

図8 歯周ポケット内のバイオフィルムとポケット上皮
歯周ポケット内のバイオフィルム（＊）周囲には多量の好中球を主体とした膿がみられる．ポケット上皮（▶）は薄く，結合組織へと脚を伸ばしていて，上皮直下には拡張した毛細血管と著明な炎症細胞浸潤がある．そのため，プローブを挿入すると容易にポケット上皮の断裂と拡張した毛細血管の破壊が起こり，ポケット内からの出血を引き起こす

　プラークやプラークで覆われた歯石が露出歯根面に付着し，ポケットの中の酸素の乏しい嫌気性の環境のなかで，炎症が長期にわたって継続し慢性化していきます．歯周ポケットの内部には，歯周病原菌からなる細菌塊と，生体防御のためにこれらの細菌を貪食・攻撃しようと集まってきた夥しい数の好中球やマクロファージなどの白血球がみられます．歯周ポケットから排出される膿汁は，細菌を貪食して死んでいったこれらの白血球のなれの果てなのです．

　炎症巣に浸潤する好中球やマクロファージは寿命が短く，細菌を貪食して働きを終えた後，細胞が壊れて自身がもつタンパク分解酵素を周囲組織に放出し，自らの歯周組織を破壊してしまいます．

　歯周ポケットの内面には歯肉溝上皮や付着上皮の代わりにポケット上皮がみられます．炎症が続くことでポケット上皮は壊れて潰瘍や膿瘍が形成され，毛細血管が増生拡張しているため，プローブを挿入すると，容易に出血してしまいます．

CHAPTER 2

見逃さないで! 口腔内の小さな変化が意味すること

上皮性付着と結合組織性付着

長い付着上皮による上皮性付着と新生セメント質による結合組織性付着

慢性歯周炎は,歯周治療やメインテナンスによってどのように治っていくのでしょうか? 歯周治療後の理想的な治癒とは,歯周組織の炎症が消退するとともに,歯根膜とセメント質が再生して「結合組織性付着」を獲得し,歯周ポケットが浅くなって歯槽骨が再生し,付着上皮の先端がCEJ部に戻ることです.しかしながら,実際には炎症が消退した後,「長い付着上皮による上皮性付着」による治癒形態をとることが多いといわれています.

露出した歯根面にみられる2つの治癒像「上皮性付着」と「結合組織性付着」とはどのようなものなのでしょうか.

歯周病原菌の感染によって引き起こされた炎症により,歯根膜が破壊されるとともに活性化された破骨細胞によって歯槽骨が吸収し,歯根表面のセメント質が露出します.

露出したセメント質では,セメント質に入り込んでいるシャーピー線維を構成しているコラーゲン線維が変性し,歯根表面のバイオフィルムで産生される内毒素が浸透します.しかし,これらの影響は,表層の20μm程度に限局していると,考えられており,適切な歯周治療によって,歯根表面のごく表層の変性したセメント質がバイオフィルムや歯石といっしょに除去されてきれいになると,露出根面には上皮細胞や歯根膜細胞が接着して再生を始めます.

歯周組織の治癒の過程では,まず最初に,歯肉縁部から再生した上皮細胞が露出したセメント質に付着することで外界からの細菌や毒素の侵入を防ぎ,しっかりと隙間をシールして内部環境を守るとともに,残存した歯根膜組織から歯根膜細胞が再生して,セメント芽細胞や骨芽細胞が分化増殖し,歯根膜を再生する必要があります.

再生した歯肉上皮は分裂増殖して創面を覆いながら,露出セメント質表面に付着して創面を閉鎖するとともに,セメント質表面で付着上皮と同様の形態を示すようになっていきます.

このような歯周炎の治癒の過程で,露出歯根面上に形成される付着上皮は「長い付着上皮」と呼ばれます.

3 歯周組織の変化

長い付着上皮の変化と結合組織性付着

　長い付着上皮の表層細胞（DAT細胞）は，露出セメント質表面との間に，付着上皮と同様の内側基底板とヘミデスモゾームをつくって強く接着しながら，歯冠側へと向って遊走するとともに，細胞分裂能ももっている細胞です．そのため，炎症が治まると，歯根面を覆っている長い付着上皮は，歯冠側へと移動しながら短くなっていきます．

　上皮が移動した後の歯根面では，歯根膜由来の再生組織からセメント芽細胞が分化し，これらが露出根面にあらたに新生セメント質を形成添加することでシャーピー線維がつくられ，新しい結合組織性付着が再形成されることで歯根膜組織が再建されると考えられます．

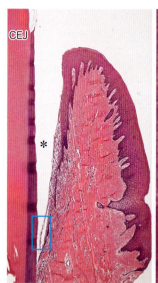
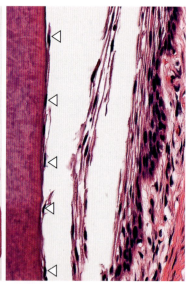

図9　退縮した歯肉の長い付着上皮
歯肉の結合組織は血管が乏しく，コラーゲン線維が増加して瘢痕組織となっており，いわゆる硬い歯肉の状態を示している．長い付着上皮がセメント質表面に付着しており，炎症はごく軽度で，上皮直下の一部にわずかな炎症細胞の浸潤を認める（歯根面と上皮との間の裂隙（＊）は，標本作製時に歯肉が根面から剥離してできた人工的なもの）．□部の拡大像では，長い付着上皮の最表層細胞（DAT細胞，△）が，セメント質表面と強く付着して残っている

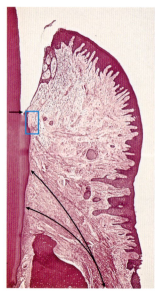
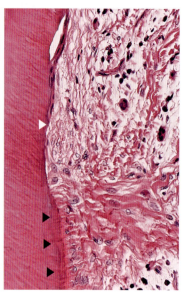

図10　中年（56歳）のほぼ健康な歯肉
歯肉縁部に軽度の炎症細胞の浸潤はみられるが，歯肉溝は浅く，付着上皮の先端はCEJ近くの根面にある．歯槽骨縁は下がっているが，歯根面は広く結合組織性付着に覆われ，歯-骨膜線維の形成も見られる．□部の拡大像では，根面に付着する長い付着上皮の先端部（△）の歯根面のセメント質の上に，あらたに添加されたと思われる一層のセメント質（▲）があり，その表面ではシャーピー線維が歯槽頂部のコラーゲン線維束とつながっているのがみえる

再生歯根膜組織による結合組織性付着とは？

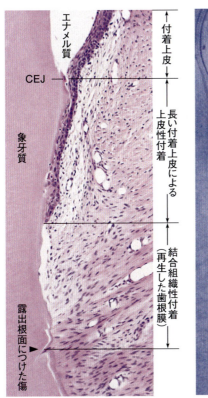
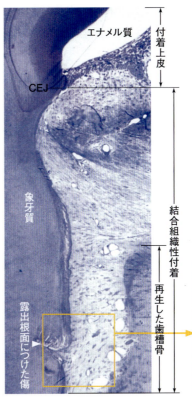
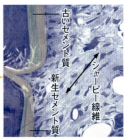

図11 長い付着上皮は短くなり、結合組織性付着に置き換わっている

図12 ラットに実験的歯周炎を起こした後の治療経過．露出根面には新生セメント質が形成され、歯槽骨の再生もみられる

　ラットに実験的に慢性歯周炎をつくって、歯根の露出と歯槽骨の吸収を起こさせた後の治癒経過を見てみると、露出歯根面につくられた長い付着上皮は、時間の経過とともに付着上皮全体が歯冠側へと移動しながら、長さも短くなることで、長い付着上皮の先端が歯冠側へ移動していきます（図11）．これは、最初に露出歯根面に長い付着上皮による「上皮性付着」が形成され、歯冠側へと移動しながら上皮付着の幅が短くなり、その後に、再生した歯根膜組織によって「結合組織性付着」が再形成されることを示しています．

　正常な歯根膜組織では、セメント質と歯槽骨に歯根膜のコラーゲン線維束（シャーピー線維）を埋入することで歯と骨を結合しています．しかし、再生した歯根膜組織では、歯根面のセメント質が変性しているため、露出歯根と歯根膜とを直接結合することはできません．

　露出歯根の表面は、無数の付着上皮細胞が接着しながら歯冠側へと遊走したことで、すっかりきれいになっています．あとは、再生歯根膜からセメント芽細胞が分化、増殖することで、露出歯根表面に新しいセメント質をつくりながら、その新しいセメント質の中に新たにシャーピー線維を埋入していくことで、再生した歯槽骨とセメント質との間に新しい歯根膜が再生され、歯周組織を回復させることができると考えられます（図12）．

3 歯周組織の変化

炎症に伴う歯周炎の進行と歯周治療後の治癒過程

　歯肉炎では，毛細血管の拡張と滲出により浮腫が起き，歯肉縁部に発赤と腫脹が起こりますが，バイオフィルムの除去により炎症が消退すると腫脹も治まり，付着上皮にも変化はありません．しかし，炎症を繰り返すことでエナメル質との上皮性付着が壊れ，歯槽骨縁上歯肉組織が破壊されることで付着が喪失してアタッチメントロスが起こり，歯周ポケットが形成されて慢性歯周炎が確立します．急性の化膿性炎を繰り返すたびに，歯根膜が破壊されて歯槽骨が吸収し，やがて歯の動揺や排膿，出血がみられるようになっていきます．

　歯周治療とその後のメインテナンスにより露出歯根面から起炎性物質が排除されると，きれいになった露出根面には，長い付着上皮による上皮性付着が形成されます．そして，根面に形成された長い付着上皮の細胞が，根面上に付着しながら歯冠側へと移動するのに伴い，歯根膜細胞から分化したセメント芽細胞が，シャーピー線維をもつ新生セメント質を形成添加することで，骨縁上歯肉組織が再建されて結合組織性付着が回復する可能性が考えられます．

　顎骨の組織標本（図10）にみられるように，付着上皮の先端がCEJ部にあるにも関わらず，歯槽骨縁上の結合組織性付着部の幅が広い症例がしばしばあり，長い付着上皮が付着上皮と同じようになって結合組織性付着が回復する速さに比べて，歯槽骨の形成はなかなか進まないことを示していると思われます．

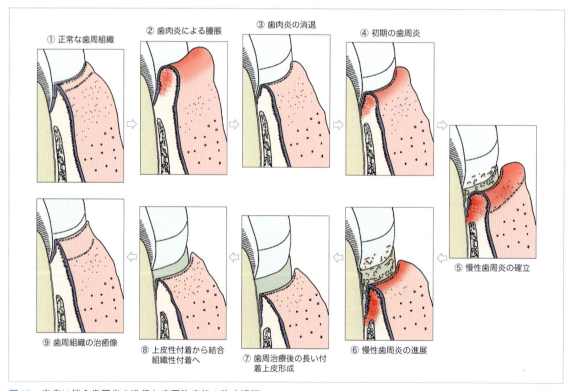

図13　炎症に伴う歯周炎の進行と歯周治療後の治癒過程

歯根膜の働き

矯正で歯が移動するのは？

　矯正による歯の移動は，歯根膜が常に一定の幅を保つという性質を利用しています．つまり，矯正力によって圧迫された側では，破骨細胞が出てきて歯槽骨を吸収してスペースをつくり，反対に牽引される側では，歯根膜の細胞が骨芽細胞に分化して歯槽骨をつくることで，拡がった歯根膜の幅を保とうとします．このようにして歯が歯槽骨の中を移動していくのです．

　歯根膜は，歯の挺出や圧下によっても，また，セメント質が肥厚したり，歳をとっても高齢になっても，常に一定の幅を保ちます．歯小嚢由来の組織であるがゆえに，歯と歯槽骨とをつなぎながら，緩衝地帯として，歯の領域と骨の領域とを分けながら，セメント質と骨組織を仲良く共存させることができる，唯一の組織なのです．

歯の再植はどうしてできるの？

　抜歯された歯の歯根表面にはたくさんの歯根膜細胞が付いています．そのため，歯の再植では，このデリケートな歯根膜細胞を，大切に扱い，乾燥や浸透圧の変化からそっと守ることが必要となってきます．そのため，歯が完全に脱臼してしまった場合には，すぐに歯の保存液や緊急の場合には浸透圧やpHが適した牛乳に浸けることで，歯根膜細胞が生存できる可能性が高くなるといわれています．

　一方，抜歯された後の歯槽窩の内面にも歯根膜細胞が残っているので，歯が喪失した骨面の歯根膜は骨芽細胞に分化して，歯槽骨を活発につくり出して抜歯窩を埋めていきます．

歯根膜がなくなるということ

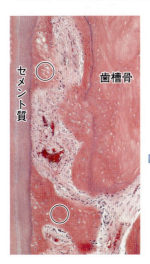

　歯根膜が炎症や外傷によって壊され，歯と歯槽骨が直接つながったのがアンキローシス（骨性癒着）なのです．歯根膜がなくなってしまうと，常に吸収添加を繰り返している骨組織の破骨細胞によって，セメント質や象牙質には置換性の吸収が起こり，やがて歯根がなくなって脱落していきます．

図13　アンキローシス（骨性癒着）を起こした歯の歯根膜
アンキローシス（○）を起こした歯では，歯根膜が消失して骨組織が直接セメント質に接して形成されており，やがて骨組織の代謝に伴い，破骨細胞によって骨と一緒にセメント質や象牙質が吸収され，骨組織へと置換されていく

3 歯周組織の変化

外傷によって歯根膜がなくなるとどうなるか

図14は，10歳のときに大型犬に引っ張られて顔を道路のアスファルトに打ち付けてしまい，1| が完全脱臼で脱落，|1 は3mmほど飛び出して不完全脱臼になってしまった子どもの症例です．転倒後すぐに抜けた歯を探し，そのまま手に持ちながら泣いて家に帰ってきたそうです．驚いた親は，歯を牛乳に浸けて大学病院の口腔外科に駆けつけ，脱落から1時間ほどで再植されました．しかしながら，再植した 1| は根尖部に膿瘍をつくり，1カ月後には歯根吸収が始まりました（図14-1）．

3年半後には，アンキローシスとともに虫食い状の置換性の歯根吸収によって歯冠部まで肉芽組織が入り込み，エナメル質を通して薄いピンク色の肉芽組織が見えます（図14-2），歯槽骨の成長も遅れるため，相対的に低位になっています（図14-3）．

再植から8年後には，唇側のエナメル質が穿孔して出血してしまいました（図14-4）．エックス線写真とCT像（図14-5，6）から，歯根がほとんどなくなっているのがわかります．残存歯の摘出手術では，残った歯根が周囲の歯槽骨と完全に癒着しており，難抜歯となりました．

一方，不完全脱臼の|1 は，3mmほど外に飛び出したものを押し戻して固定したにもかかわらず，感染を免れたことから歯髄は生きていて歯根膜が保たれ，象牙質も成長して正常な歯根が形成されました．これは，歯根が未完成で歯髄腔が大きく，血液の循環が十分にあり，損傷した歯髄が壊死することなく治癒したことによります．

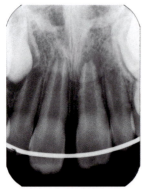
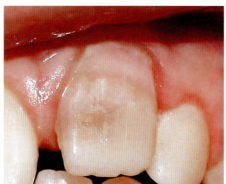
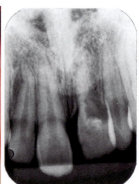

図14-1　再植から1カ月後のエックス線写真
図14-2　再植から3年半後の |1
図14-3　再植から3年半後のエックス線写真

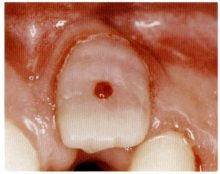
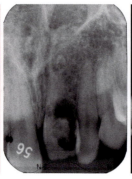
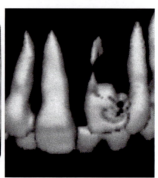

図14-4　再植から8年後の |1
図14-5　再植から8年後のエックス線写真
図14-6　再植から8年後のCT像

4 歯の硬組織と歯髄の変化

橋本貞充

歯は，齲蝕や食べ物に含まれる酸による浸蝕（酸蝕），歯ブラシなどによる機械的な摩耗，咬合力や食べ物による咬耗，ときには歯ぎしりや噛みしめによる過大な咬合力や咬合性外傷が加わるなど，過酷な環境の中で，一生の間，顎骨に植立しています．歯にはどんな経年変化がみられるのでしょうか．

楔状欠損

楔状欠損の臨床的な所見については，130ページで述べられていますが，組織的にはどのような変化がみられるのでしょうか．

鋭利な欠損は過重な咬合力によるアブフラクションの要素が強く，皿状の丸い欠損は摩耗の要素が多いといわれていますが，楔状欠損はこれらの要素が複合的に作用して生じると考えられています．

歯冠部を覆っている無機質（約96%を占める）のハイドロキシアパタイトからできたエナメル質がなくなり，欠損が象牙質にまで及ぶと，象牙細管が露出して細管内にある組織液や象牙芽細胞の突起に外からの刺激が直接伝わるようになってしまいます．

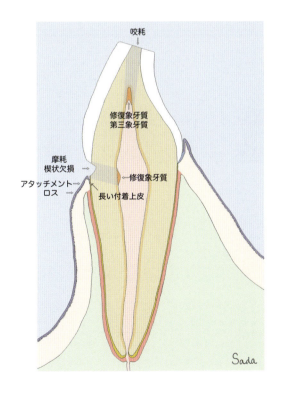

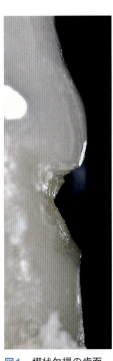

図1　楔状欠損の歯面

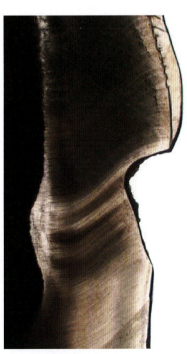

図2　楔状欠損の研磨標本

4 歯の硬組織と歯髄の変化

第三象牙質

　　　　修復象牙質あるいは病的第二象牙質などとも呼ばれ，露出した象牙細管を介して歯髄にある象牙芽細胞が直接刺激されると，外からの刺激を遮断するために，第三象牙質と呼ばれる細管構造が不規則な象牙質を象牙芽細胞が新たに歯髄側に添加していきます．

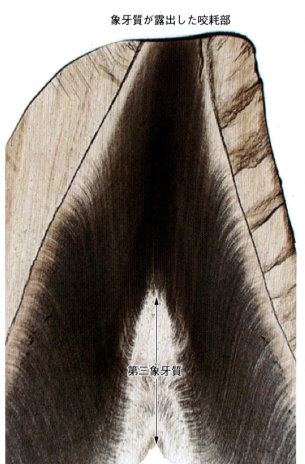
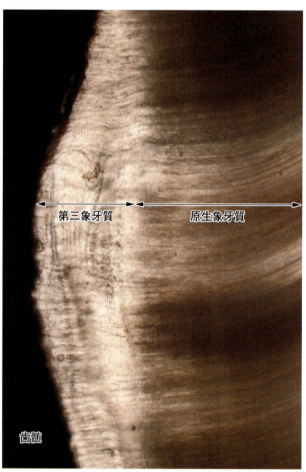

図3　第三象牙質の研磨標本

歯髄の変化

歯根が完成し萌出したばかりの若い永久歯の歯髄腔は大きく，細胞も豊富ですが，第二象牙質や修復象牙質が形成されることで，髄室や根管口部の歯髄腔は狭窄し，複雑な形態になっていきます．歯髄の血流は根尖孔から出入りする血管だけに頼っていますから，加齢などによって根尖孔が狭くなると，血流量が少なくなって，血管や神経線維も減少し，ゆっくりと線維化していきます．そのため，加齢に伴って歯髄の知覚も低下してしまいます．

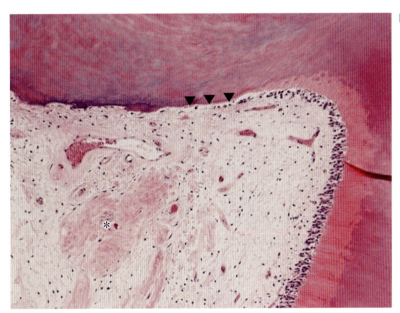

図4 加齢変化がみられる歯．歯髄細胞はまばらで，毛細血管や神経束も乏しく，歯髄組織には線維化や硝子化（＊）がみられる．歯冠側の歯髄では象牙芽細胞が消失（▼）してみられない

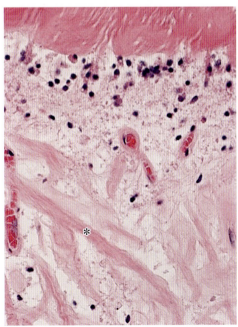

図5 象牙芽細胞がみられる部でも小さく萎縮した象牙芽細胞がまばらにみられるのみで，直下の歯髄も細胞が少なく，強い硝子化（＊）を示している

5 齲蝕による歯の変化

橋本貞充

齲蝕・カリエスとは？

　齲蝕は，ストレプトコッカスミュータンス（*Streptococcus mutans*）に代表される齲蝕原性菌が，食べ物に含まれるショ糖（スクロース/砂糖）から粘着性の不溶性グルカンを産生して歯に付着するとともに，糖から酸を産生することで起こります．そのため，齲蝕は細菌だけでなく，糖などの食物や，歯質や唾液などの宿主の要因，そして時間の4つの要因が合わさったとき初めて起こるのです．

① 細菌：齲蝕病原性菌のミュータンス連鎖球菌など
② 宿主：歯の形態や歯質（フッ素による歯質の強化）の違い，唾液の緩衝能などの抗齲蝕機能と唾液分泌量の低下
③ 食物：デンタルバイオフィルムの中で糖からつくられる酸によるpHの低下，ハイドロキシアパタイトの結晶の溶解
④ 時間

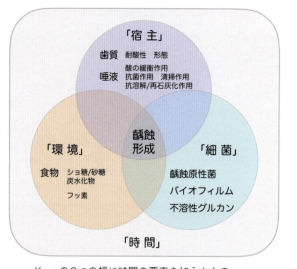

Keysの3つの幅に時間の要素を加えたもの

歯の再石灰化

　歯は，リン酸カルシウムが過飽和の状態で含まれている唾液によって保護されており，歯の表面では常に脱灰と再石灰化を繰り返しています．齲蝕においても，同じように脱灰と再石灰化が起きていると考えられています．

　ごく初期のC0のエナメル質齲蝕にみられる白斑（ホワイトスポット）と呼ばれるエナメル質の表面では，再石灰化とフッ化物応用により耐酸性を上昇させることにより，齲蝕の進行を止めることができると考えられていることから，非切削での治療が推奨されています．

エナメル質齲蝕

エナメル質の齲蝕はエナメル小柱の走行に沿って拡がるため，平滑面齲蝕では齲蝕円錐の先端は象牙質の方向を向きます．それに対して小窩裂溝部では，エナメル小柱の走行に加えて裂溝を塞いだバイオフィルムが産生する酸が，溝に沿って内部に浸透して拡がるため，入口は狭く，中が拡がった形態となり，齲蝕円錐の先端は上を向きます．さらにエナメル-象牙境に到達した齲蝕は，歯の硬組織で最初に形成された外套象牙質とこれに接するエナメル質からできた境界面に沿って側方に進展します．そのため，遊離エナメル質が形成されるのです．

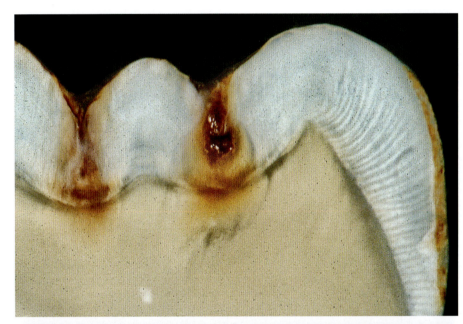

図1　大臼歯の小窩裂溝齲蝕の非脱灰・断面ルーペ像．入り口が狭く，中で拡大した齲蝕円錐を示している

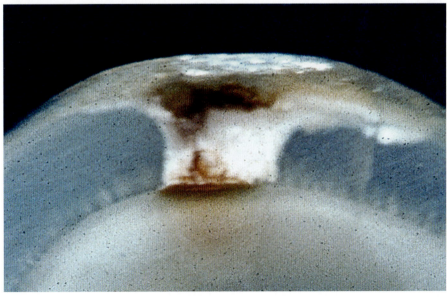

図2　小臼歯の隣接面の平滑面齲蝕の非脱灰・横断面ルーペ像

5 齲蝕による歯の変化

象牙質齲蝕

　象牙質は無機質が70%と少ないため，象牙質齲蝕では齲蝕原性菌のつくりだす酸だけでなく，タンパク分解酵素を産生する細菌も関与すると考えられています．象牙細管の直径は，エナメル-象牙境の近くでは1μm，歯髄側では4μmと歯髄に近づくほど太くなっており，直径1μm程度の球菌は，象牙細管に沿って入り込み，容易に歯髄へと進展していきます．

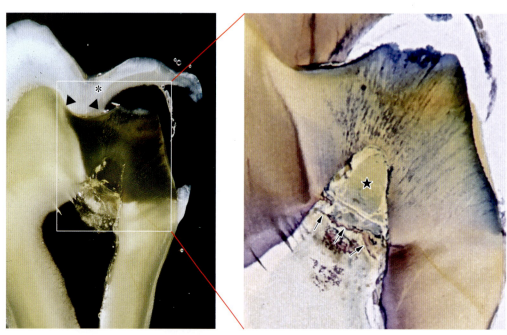

図3　C3齲蝕の非脱灰・断面ルーペ像．象牙質齲蝕が歯髄に及んでいる．齲蝕はエナメル-象牙境で側方に拡大し，エナメル質の部分では，下掘れ（▼）を起こして遊離エナメル質（＊）となっている．□部の拡大（右図）では，歯髄は急性化膿性歯髄炎の状態となっており，細菌の侵入を伴った軟化象牙質に覆われた髄角部の歯髄は，壊死して細胞が消失し（★），残存歯髄の表面には潰瘍（→）の形成がみられる

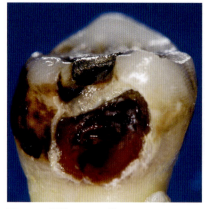

図4　C3齲蝕のルーペ像

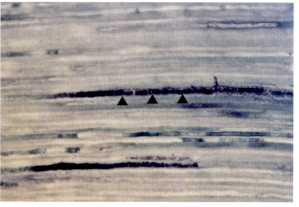

図5　齲蝕部の象牙細管内には多数の齲蝕原性菌（▲）が充満しており，象牙細管の側枝にも侵入している

象牙質齲蝕の構造

象牙質齲蝕は組織学的には，表層から，6つの層に分けられています．

1. 細菌感染のある「外層」
   ① 崩壊した「多菌層」
   ② 細菌の少ない「寡菌層」
   ③ 「先駆菌層」
2. 細菌感染がなく歯髄に痛みを感じる「内層」
   ④ 脱灰だけがある「混濁層」
   ⑤ 飴色で硬化した「透明層」
   ⑥ 健全な「生活反応層」

一般に齲蝕検知液でピンク色に染まるのは，細菌感染を示す先駆菌層までとなっていて，混濁層より深部は検知液で染まらず，再石灰化が期待できると考えられています．

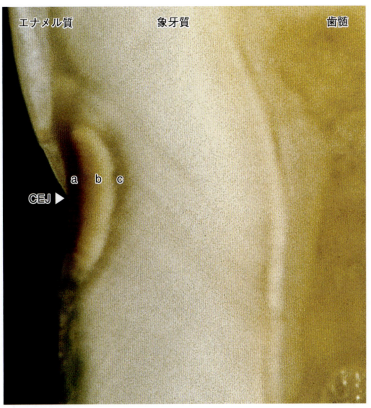

図6 根面齲蝕の拡大像．齲蝕表層にみられる濃く着色した細菌感染を伴った多菌層や寡菌層（a）と，その深部には明るい混濁層（b）と飴色をした透明層（c）が認められる

セメント質齲蝕と根面齲蝕

歯根膜の破壊によりアタッチメントロスが起こり、歯根表面のセメント質が露出することで、根面齲蝕が始まります．しかし、歯頸部根面の無細胞性セメント質は厚さが薄く、根尖側の細胞性セメント質ではセメント細胞が互いに突起を伸ばしてつながり合っていることから、セメント質に埋入されたシャーピー線維やセメント小腔から齲蝕原性菌が侵入して、容易に齲蝕が拡がります．そして、セメント‐象牙境からセメント質が剥離して、根面部の象牙質齲蝕へと進展します．

このようにして剥離したセメント質が、歯周ポケット内から出てきたり、歯根膜内や歯根周囲の肉芽組織内に埋入したりしていることもあります（132ページ参照）．

フッ化物の応用により根面齲蝕を非活動性にし、表面を硬化させて耐酸性を上げ、齲蝕の進行を抑制することができるといわれています．

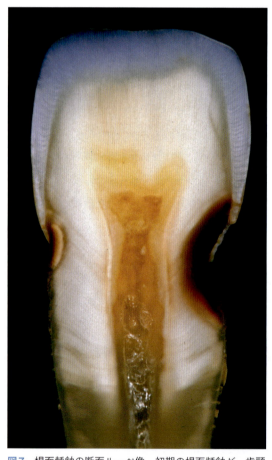

図7 根面齲蝕の断面ルーペ像．初期の根面齲蝕が、歯頸部でエナメル‐象牙境に沿って側方に拡大し、下掘れがみられる．象牙質齲蝕が層状になりながら進行するのがわかる

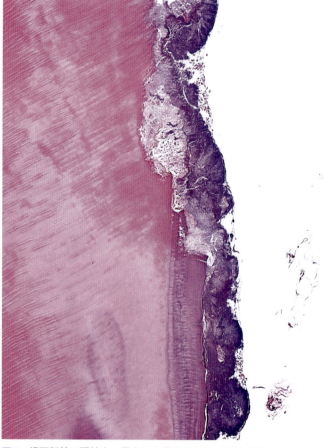

図8 根面齲蝕の弱拡大．露出した根面のセメント質は厚いバイオフィルムに覆われており、歯冠側ではセメント質がなくなり象牙質に及ぶ齲蝕がみられる

CHAPTER 2

見逃さないで! 口腔内の小さな変化が意味すること

歯髄炎と齲蝕

歯髄炎の多くは，齲蝕によって起こりますが，その他，重度の慢性歯周炎や隣接歯の根尖性歯周炎などにより，根尖孔や側枝から歯髄に感染して起こる「上行性歯髄炎」があります．その他にも，治療に伴う歯の切削や外傷による破折などの物理的な要因や，窩洞に応用する薬剤やレジン，セメントなどの歯科材料による化学的な要因，さらには，充填物の不十分な接着がはがれることによる微少漏洩（マイクロリーケージ）による細菌感染が考えられています．

歯髄炎の分類

歯髄炎は，臨床的に急性歯髄炎と慢性歯髄炎とに分けられます．

歯髄炎の病理組織学的分類

1. 急性歯髄炎
   1) 急性単純性歯髄炎：露髄がなく健全な象牙質で覆われている状態で，充血や滲出がみられる
   2) 急性化膿性歯髄炎：齲蝕に罹患した軟化象牙質に覆われた仮性露髄の状態で，著明な好中球の浸潤がみられ，膿瘍の形成を伴う化膿性炎となっている．臨床的には，強い拍動性の自発痛や放散痛がある
   3) 急性壊疽性歯髄炎：化膿性歯髄炎の壊死部に壊疽を伴ったもの

2. 慢性歯髄炎
   1) 慢性潰瘍性歯髄炎：齲窩が開放されることで急性化膿性歯髄炎から移行したもので，露出した歯髄の表面には潰瘍が形成され，潰瘍直下に肉芽組織がみられる
   2) 慢性増殖性歯髄炎：若年者にみられ，慢性潰瘍性歯髄炎の肉芽組織が，ポリープ状に増生（歯髄ポリープ・歯髄息肉）したもの

3. 歯髄壊死，歯髄壊疽：歯髄が壊死した後に，腐敗菌の感染を受けると歯髄壊疽となり，硫化水素を含む強い腐敗臭を出す

109

5 齲蝕による歯の変化

急性化膿性歯髄炎

急性化膿性歯髄炎は、齲蝕が歯髄にまで進行した段階で、軟化象牙質に覆われた「仮性露髄」の状態のまま、歯髄が急性の化膿性炎を起こしたもので、夜間に激烈な拍動性疼痛があるのが特徴的です。歯髄は象牙質の中に封入されていて、狭い根尖孔だけから動脈や静脈、神経線維が出入りしています。そのため、歯髄に炎症が起きて毛細血管が拡張して好中球を主体とする白血球が滲出しても、硬い象牙質に覆われているので腫脹することができません。そのために、歯髄の圧力が上がって、入口の血管を圧迫することで血液が来なくなり、さらに炎症を悪化させてしまい、「歯髄壊死」へのスパイラルに陥っていくのです。

慢性潰瘍性歯髄炎

急性化膿性歯髄炎の仮性露髄の状態から、軟化象牙質が脱落して齲窩が開放されると、露出した歯髄の表面には潰瘍が形成され、歯髄表面はかさぶたのようなフィブリンで覆われ肉芽組織が増生します。潰瘍部に触れば痛みや出血がありますが、強い痛みは治まります。若い人では、肉芽組織がポリープ状に増生することがあり、「歯髄ポリープ」となります。

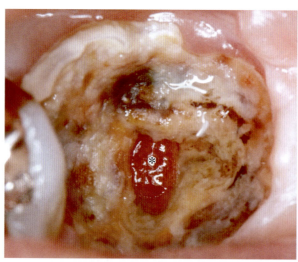
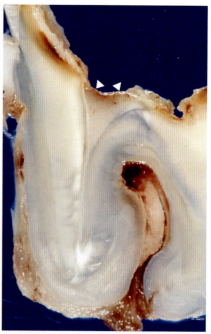

図9 慢性潰瘍性歯髄炎の口腔内写真と縦断面のルーペ像。齲窩の歯髄（＊）は発赤しており、抜歯後の縦断面（右図）では、表面に潰瘍形成（▼）がみられる。若年者では、歯髄が増生することで慢性増殖性歯髄炎となる

上行性歯髄炎

上昇性歯髄炎ともいわれ、深いポケットをもつ進行した慢性歯周炎や、隣在歯の根尖性歯周炎や骨髄炎などによって、根尖孔や側枝から逆行性に、歯髄に細菌感染が及んで起こるもので、齲蝕がないのにもかかわらず、急性化膿性歯髄炎と同じような自発痛などがみられます

根尖性歯周炎

　根尖性歯周炎は，細菌感染が歯髄腔から根尖部の歯根膜組織に及んで炎症や歯槽骨の吸収がみられるもので，歯髄炎や歯髄壊疽だけでなく，不十分な抜髄や不適切な根管治療などの歯科治療によっても起こってしまいます．

　細菌感染によって好中球が集まって根尖部に膿瘍の空洞を形成し，強い自発痛を起こす「急性化膿性根尖性歯周炎」（急性歯槽膿瘍）や，これが慢性化した「慢性化膿性根尖性歯周炎」（慢性歯槽膿瘍），さらに膿瘍の空洞内に肉芽組織が増生した「歯根肉芽腫」や囊胞腔の内面をマラッセ上皮遺残の上皮が増殖して裏装し，内腔に滲出液をいれている「歯根囊胞」などがあります．

歯根肉芽腫

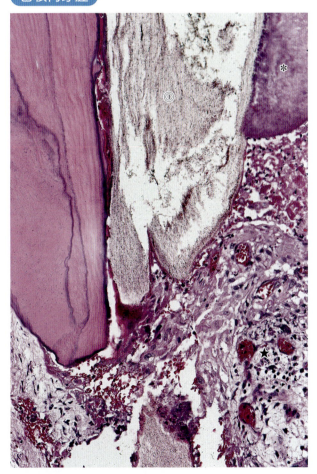

図10 歯根囊胞内の根尖部組織
不適切な根管治療によって根尖部から溢出したガッタパーチャポイント（◎）と思われる根管充填材の表面にバイオフィルム（＊）が形成され，周囲には炎症細胞と幼若な肉芽組織（★）がみられる

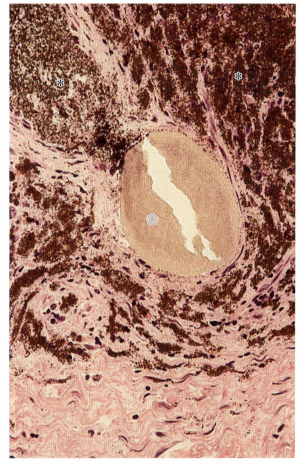

図11 歯根肉芽腫の組織像の一部
根尖に溢出した根管充填材（◎）がマクロファージに貪食され，褐色の粒状の異物（＊）として残っている

5　齲蝕による歯の変化

歯根嚢胞

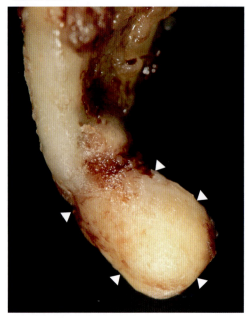

図12　歯根嚢胞のルーペ像．歯根嚢胞（▼）は根尖に接して形成される

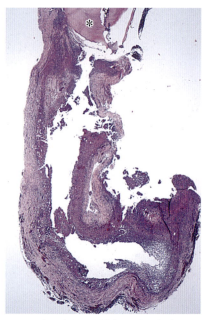

図13　歯根嚢胞の組織像．根管（＊）と連続した嚢胞腔は，マラッセ上皮遺残に由来する非角化重層扁平上皮に裏装されている．嚢胞壁は線維化した肉芽組織からなっている

歯槽膿瘍と瘻孔

瘻孔は，急性化膿性根尖性歯周炎により形成された膿瘍から，大量の好中球を含んだ膿汁が，歯槽骨内を通って粘膜に至る組織の中に形成された「瘻管」を通って外部に排出されたもので，歯槽粘膜などの口腔内に出たものは「内歯瘻」，皮膚から出たものは「外歯瘻」と呼ばれます．

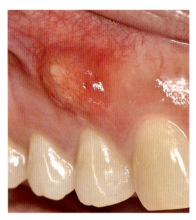

図14　上顎小臼歯部の内歯瘻．小臼歯の小窩裂溝齲蝕の治療後，レジン充填によって生じた急性化膿性根尖性歯周炎の膿瘍部からつながる瘻孔が，歯槽粘膜部に形成される直前の状態

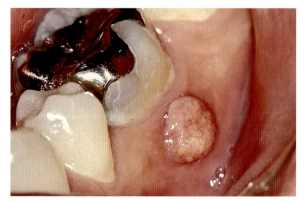

図15　第一大臼歯の齲蝕の治療後に生じた急性化膿性根尖性歯周炎の膿瘍部からつながる瘻孔が，頬側の歯槽粘膜部に形成されている．膿汁には多量の好中球が含まれている

6 唾液腺の変化

橋本貞充

唾液腺の加齢変化

唾液腺では，加齢に伴って唾液を分泌する腺房細胞の萎縮・消失がみられ，腺房が消失した部は脂肪組織で置き換わるため，高齢者では脂肪組織の割合が増えてきます．

耳下腺では顎下腺と比べて早い時期から加齢変化がみられます．

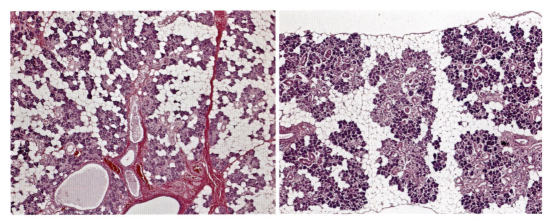

図1 52歳男性（左）と73歳女性（右）の耳下腺．腺房と拡張した導管の間には，白く抜けた脂肪組織が多く認められる

ドライマウス（口腔乾燥症）とは？

唾液の分泌量が低下し口腔内が乾燥する状態を，口腔乾燥症あるいはドライマウスといいます．唾液が少なくなることで，潤滑作用が低下して咀嚼や嚥下が難しくなったり（摂食障害），喋りにくさを感じたり（構音障害），自浄作用がなくなることで口が汚くなって，味覚にも異常が起こります．さらに重要なのは，唾液がもつ抗菌作用が低下することで，為害性のある細菌たちが増殖し，歯周病原菌による歯周疾患が増悪するとともに，唾液の緩衝能が低下して酸を中和できなくなって，再石灰化も減少するため，齲蝕が増加します．

ドライマウスは，加齢に伴う唾液腺の萎縮や，ストレスや糖尿病，放射線治療などの原因となるものがある場合のほか，抗ヒスタミン薬や高血圧治療薬など多くの薬物に副作用として唾液分泌の抑制作用があります．

ドライマウスに対する臨床的な対応としては，唾液分泌促進剤や人工唾液のほか，舌や口腔周囲筋を運動させる筋機能療法や，唾液腺のマッサージなどの対症療法が行われます．

6 唾液腺の変化

シェーグレン症候群

唾液腺と涙腺の分泌障害により，口腔乾燥症と乾燥性角結膜炎がおもな症状となる自己免疫疾患です．90％以上が女性（30～50歳代）に発症し，慢性関節リウマチなどの合併も多くみられます．唾液腺や涙腺組織に，T細胞を主体とした強いリンパ球の浸潤がみられ，唾液をつくる腺房細胞が破壊され，消失してしまいます．血液中にはシェーグレン症候群に特異的な抗体（抗SS-A抗体，抗SS-B抗体）が陽性となります．

粘液嚢胞

下口唇や舌尖部の下面に，水の入った小さな風船のような膨らみや，これが潰れたものを見つけたことがあるでしょうか．これが粘液嚢胞で，誤って口唇や舌を噛んだりすることで，上皮下にある唾液腺の導管が損傷して周囲の組織中に唾液が漏れ出したり（溢出型粘液嚢胞），唾液腺の導管が炎症や唾石によって詰まり，唾液が溜まってしまったもの（停滞型粘液嚢胞）なのです．好発部位は下口唇の口角側と舌尖部の下面です．口腔底にできる大きな粘液嚢胞は，「ガマ腫」といわれます．

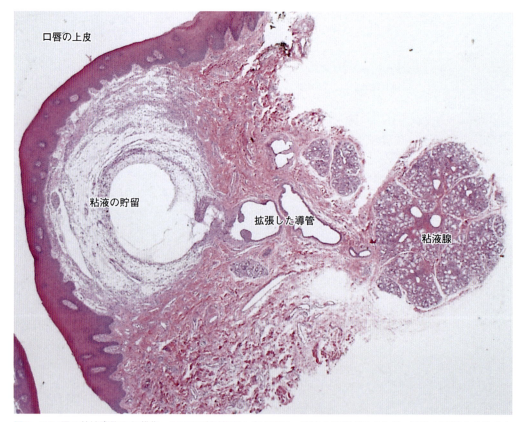

図2　下口唇の粘液嚢胞の組織像．口唇の重層扁平上皮直下に，粘液の貯留がみられる．嚢胞に裏装上皮はみられないが，拡張した導管が，深部にある粘液腺とつながっているのがわかる

唾石症とは

　唾石は，唾液腺の導管や唾液腺から口腔粘膜までの主導管の内腔に，石灰化物が形成されたものです．食事で唾液が分泌されたときに，唾石で導管が詰まって唾液の流出が障害されると，唾液腺が腫脹（唾腫）したり，痛み（唾仙痛）が出ます．唾石のある唾液腺では，急性や慢性の炎症が起こり，長く続くと唾液腺が硬く萎縮してしまうこともあるのです．

　唾石はそのほとんどが顎下腺にみられ（約90％），エックス線検査で唾液腺の腺体あるいは導管内の不透過像として観察されます．顎下腺の導管内にできたものでは，口腔底の粘膜下に，黄色のゴツゴツした石灰化物が数珠状になっているのを，肉眼的に見つけることもありますから，診査の時には舌下ヒダのあたりの粘膜を良く見るようにしてください．

　唾石の標本を薄切して顕微鏡で観察すると，同心円状に重層したリン酸カルシウムと細菌の層などからなっていて，年輪のようなきれいな縞模様がみられます．

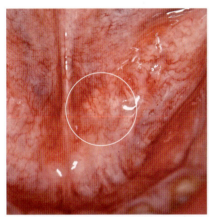 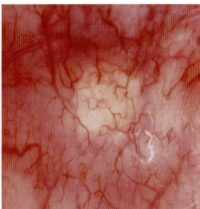

図3　舌下小丘へ向う顎下腺の導管内に形成された唾石が，口腔底の粘膜を通して観察できる（右図は拡大像）

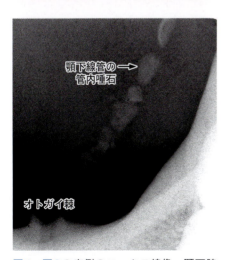

図4　図3の症例のエックス線像．顎下腺の導管に沿って，大小の唾石が連なっているのがわかる

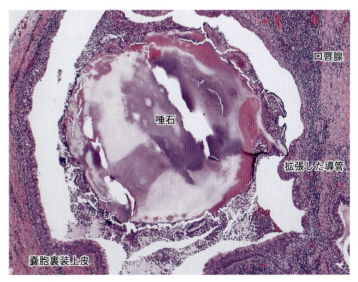

図5　口唇腺の導管内に形成された唾石

7 粘膜の色の変化から口腔がんに気づく

片倉　朗
小林明子（Clinical Hint 担当）

> 口腔がんの兆候は直接見える
> …白い病変，赤い病変は前癌病変かもしれない

白板症（前癌病変）

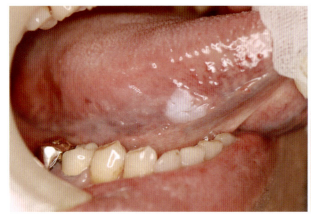

図1-1　白板症

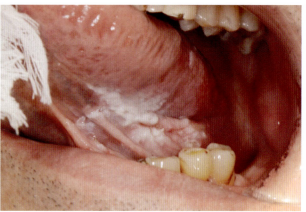

図1-2　白板症（不均一型）

　　白板症は粘膜に白斑を生じる角化病変で，擦っても白斑は除去できません．白色の肥厚した明瞭な隆起が認められるもの（均一型）と，境界が不明瞭で薄く広がる，あるいは表面が粗造なタイプのもの（不均一型）があります．

　　舌縁，歯肉，頰粘膜，口蓋粘膜に好発し，白板症のうち3～16％の症例が癌化するので経過観察が必要です．

　　白板症の不均一型は，癌化する傾向が高いといわれています．表面が粗造，周囲との境界が不明瞭，色の濃淡がある，びらんなどが混在するなどの所見がある白板症は，二次医療機関での精査を行うべきです．

Clinical Hint ● 小林明子

　　口腔粘膜疾患は初期では痛みがないことが多いため，患者さんが'違和感'をもって受診されたときには，すでに相当進行していることが考えられます．そのため，日常の診療のなかでチェックすることが理想です．
　　また，異常を見つけたときには，病名を安易に患者さんに伝えてはいけません．診断名は専門医による病理組織診断による確定診断がなされなければ，わからないからです．

CHAPTER 2　見逃さないで！口腔内の小さな変化が意味すること

紅板症（前癌病変）

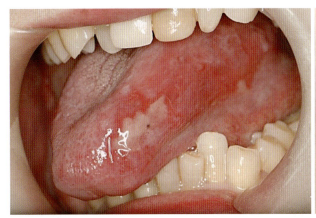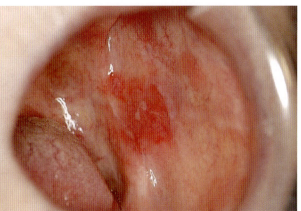

図2　紅板症

　紅板症は粘膜に発赤が著明な病変として認められます．白斑が混在するもの，表面がびらんとなっているもの，顆粒状を呈するものなどがあります．接触痛や出血などを伴うことがあります．舌縁，歯肉，頬粘膜，口蓋粘膜に好発します．

　紅板症は60〜70％が癌化し，またすでに部分的に癌化している場合もあるので，ただちに精査して治療する必要があります．

　口腔粘膜の病変は色，形，大きさにポイントを置いて観察します．色や表面の状態，病変の大きさや形の変化により，経過観察でよいか，精査が必要かを判断しなければなりません．

　さらに，認められた病変に「痛い」「しみる」「動きにくい」「しびれる」などの自覚症状がある場合は，要注意です．自院で経過観察をする場合には，義歯の鋭縁の除去や禁煙の指導などの原因を除去したうえで，1週間〜1か月ごとに定期的に次のポイントに注意して観察を行います．以下の兆候がある場合には二次医療機関での精査が必要です．

① 大きさの変化：週，月単位で大きくなっている
② 色の変化：白斑や紅斑の色が濃くなっていて，それらが混在してきている
③ 形と性状の変化：潰瘍・びらん・腫瘤などを形成し，形状が変化している
④ 自覚症状の変化：痛みやしびれなどが悪化している

7 粘膜の色の変化から口腔がんに気づく

口腔がんも最初は自覚症状を認めない小さい病変です…初期の病変こそ見逃すな

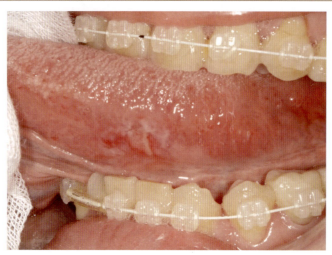

図3 舌縁部にできた表在型の舌癌．矯正治療中に舌縁部に難治性の白斑と紅斑が混在した病変を認めた．副腎皮質ステロイド軟膏を7日間塗布しても改善がなかったため精査となった．上皮内癌であった

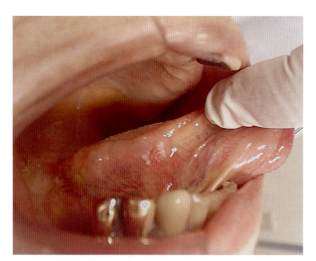

図4 舌縁部にできた外向型の舌癌．右側舌縁部にできた長径5mm程の白色の乳頭状の腫瘤．1か月前は何も認めていなかった．接触痛はないが，触ると硬い

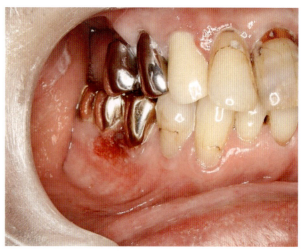

図5 歯肉にできた内向型の歯肉癌．3か月前の定期検診では認めなかった．$\overline{6\,5|}$間の歯間乳頭部から付着歯肉にかけて，出血を伴うびらんを認める

CHAPTER 2 見逃さないで！口腔内の小さな変化が意味すること

　口腔がんの臨床型の分類は「口腔癌診療ガイドライン」に基づいて，表在型，外向型，内向型に分類されます．外向型は，白斑状・乳頭状・肉芽状の形態を，内向型はびらん状・潰瘍状・硬い腫瘤状の病変を示すことが多いです．

　しかし，口腔がんは初期には自覚症状のないごく小さな口内炎様の発赤・びらん・潰瘍や腫瘤状の病変として認められます．日頃の診療から口腔粘膜全体に目を向けて，小さい粘膜の変化を見逃さないことが大切です．

　このような病変を認めた場合は，補綴物の刺激など原因の除去や副腎皮質ステロイド軟膏を塗布して1週間で症状の改善が認められない場合は，二次医療機関で精査を行うべきです．

Clinical Hint ● 小林明子

　日常でよく見受けられる粘膜の異常として，口内炎があります．口内炎には口腔内にできた傷から潰瘍になったもの，免疫力低下などの作用（immune disease）で発症したものがあり，いずれも粘膜は潰瘍状となります．前者は傷の原因が取り除かれれば2～3日で回復しますが，免疫力が低下して起こる場合は7～10日は治癒しません．病変がどの深さまで進行しているかで，びらんと潰瘍に分けられます．

　びらんは上皮の剥離が基底層までにとどまったもので，潰瘍はそれよりも深く達しているものとされます．いずれも痛みを伴い，抗がん剤治療や免疫不全症などで発症する場合（GVHD）は治癒しにくく，びらんや潰瘍も広範囲に及び，患者さんを苦しめることとなります．

　また，悪性ではない病変として口腔扁平苔癬があります．これは口腔粘膜に生じた角化異常を伴う慢性性炎症疾患として考えられる難治性の粘膜疾患で，特に頬粘膜に両側性に白いレース状に病変を形成することが特徴です．40歳代以降の女性に多く発症し，食事や会話時の刺激や接触痛としてヒリヒリとした痛みを訴えることがあります．白板症とは全く違うものであり，原因や発症のメカニズムはわかっていないため，症状に合わせた対症療法がメインとなっています．

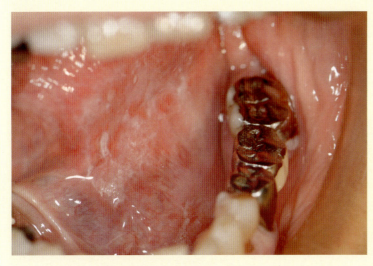

舌下粘膜に広がった口腔扁平苔癬．慢性的なヒリヒリ，ピリピリとした痛みを訴えていた

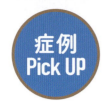

メインテナンスの「曲がり角」に歯科衛生士はどう対応するか

症例Pick UP

品田和美

患者さんの加齢による変化に私たちはどう向かい合っていくべきか

　患者さんと長くかかわっていると，全身にも口腔内にも変化が起こります．メインテナンスでは，その変化が疾患の発現や再発によるものか，加齢による変化でやむをえないものなのかを注意深く見きわめていくことが大切です．

　加齢による変化も，人によって現れ方が違います．それは残存している歯牙・歯周組織の状態や，歯列，顎骨，顎関節，口腔を取り囲む筋肉に個人差があるからです．さらに，セルフケアの状態，食生活や習癖の違いが経時的に積み重なって口腔内の変化を起こします．問題点に気づいたときに記録を見直してみると，それ以前に兆候が現れていることが多いようです．

CASE 1 | 12年間大きな変化がなかったケース …… 122ページへ

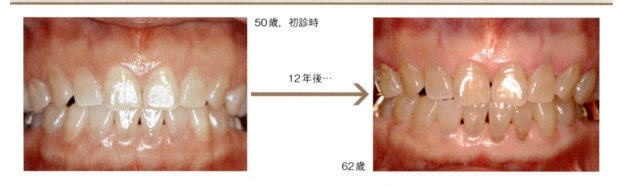

50歳，初診時　　12年後…　　62歳

CASE 2 | 歯肉退縮により根面齲蝕のリスクが高まっているケース …… 124ページ

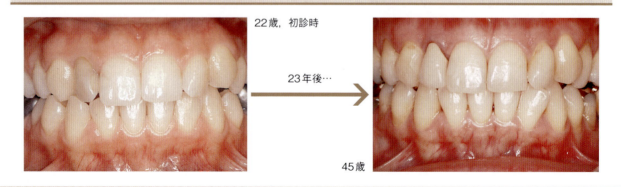

22歳，初診時　　23年後…　　45歳

CHAPTER 2 見逃さないで！口腔内の小さな変化が意味すること

　本稿では，解剖と病理の視点から症例を選択しました．したがって，患者さんの全身的，精神的なケアのことにはふれていません．口腔内の状態が下り坂になっていく変換期である「曲がり角」の兆候の見つけ方と，それにどう対応したらよいかを，歯牙や歯周組織に「変化が少ない症例」と「変化が起きた症例」を見直すことにより，今後に活かしたいと考えました．

CASE 3 | エナメル質に亀裂が生じたケース …… 126ページへ

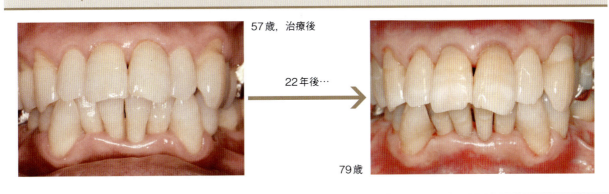

57歳，治療後　　22年後…　　79歳

CASE 4 | 象牙質の咬耗が進んだケース …… 128ページへ

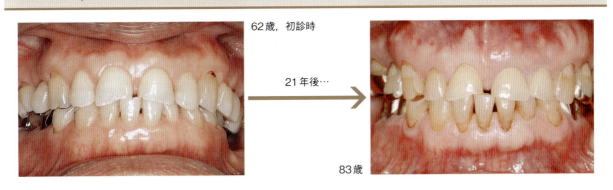

62歳，初診時　　21年後…　　83歳

CASE 5 | セメント質の剥離が生じたケース …… 130ページへ

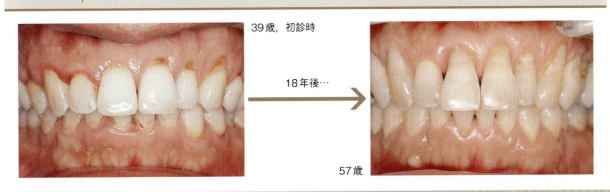

39歳，初診時　　18年後…　　57歳

CASE 1 | 12年間大きな変化がなかったケース

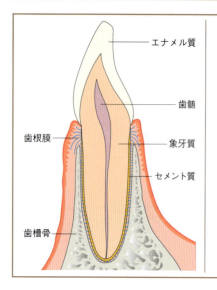

口腔周辺の「加齢」に伴う変化として，歯牙にはエナメル質の摩耗や咬合面の咬耗が生じ，歯肉は退縮傾向になります．患者さんは，「歯の色が黄色くなった」「歯の間に隙間ができた」と表現されます．また，咬合力や咀嚼能力の低下が起きる場合もありますが，それらが「加齢」による変化の範囲なのか「病的」な変化なのかを，経過のなかで観察していく必要があります．歯牙の喪失がなく歯列が維持されて，日常生活に支障がなければ，ひとまず「加齢」による変化と考えてよいでしょう．全身的な抵抗力や気力の低下がある場合は，セルフケアの低下にもつながり，齲蝕や歯周病のリスクも高まります．

50歳，女性

5|の齲蝕が主訴でしたが，大臼歯部は4カ所とも歯周ポケットが5mm以上あり，歯周基本治療後に歯周外科処置を行いました．全身的な問題はなく，歯周ポケットも3mm以下になり3〜6カ月間隔でメインテナンス中です．

これまで経過が順調な理由として，まずプラークコントロールが定着していることがあげられます．この患者さんは，歯列不正がなく，付着歯肉の幅も十分にあること，歯根露出が少なく歯頸部の位置が揃っていてセルフケアしやすい口腔内環境であることが，よい結果につながっていると思います．

ZOOM UP 臨床経験から考える"メインテナンスが良好に経過する人，しない人"

メインテナンスの良否を左右する条件はいくつかあります．齲蝕や歯周病の罹患度，残存歯数，口腔内の特徴（歯牙，歯列，付着歯肉の幅，歯槽骨，顎骨，顎関節，口腔を取り囲む筋肉，唾液の質・量など），患者さんの理解度や協力度，性格，またリスクとして全身的疾患や喫煙，悪習癖（ブラキシズムなど）があげられます．

◉ メインテナンスが良好に経過する口腔の特徴

❶ セルフケアがしやすい	・歯列不正が少ない　・付着歯肉の幅がある　・頰・舌側ともに歯槽骨の厚みがある ・歯牙のカントゥアが大きすぎない　・唾液の量が多く，漿液性である	
❷ 咬合力の負担がかかりすぎていない	・歯牙の欠損が少なく，歯列が連続している　・歯牙を支える歯槽骨の量がある ・悪習癖（クレンチング，ブラキシズム）がない　・食生活で極端に硬いものを食べない	

逆に，上記の項目と対極的であればあるほど注意が必要といえます．

CHAPTER 2 見逃さないで！口腔内の小さな変化が意味すること

■ 初診時（50歳）

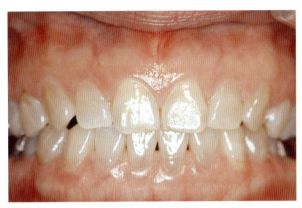

図1-1　50歳，女性，初診時（1995年9月）．歯列不正がなく歯牙の形，付着歯肉の幅や厚さも十分でプラークコントロールしやすい

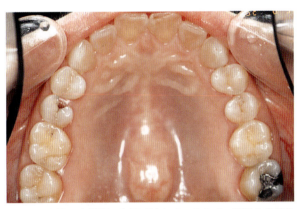

図1-2　上顎の歯槽頂に歯牙が並んでいるので，頬側の歯槽骨も薄くはなさそうである．口蓋に骨隆起がある

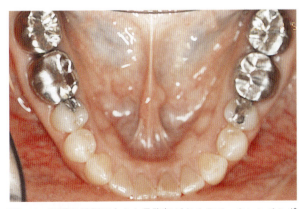

図1-3　下顎の舌側に小さな骨隆起があるので，クレンチングなどに注意していく

■ 初診から12年後（62歳）

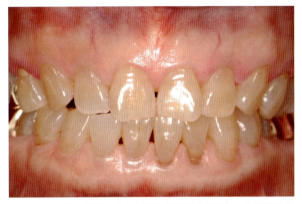

図2-1　62歳，初診から12年後（2007年5月）．前歯部の歯牙や歯周組織の状態はほとんど変わらない

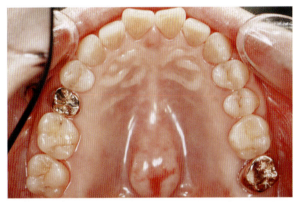

図2-2　臼歯部は歯周外科処置後に齲蝕治療も行ったが，経過は良好である

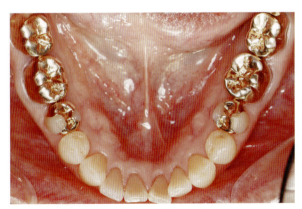

図2-3　下顎の骨隆起にも大きな変化はみられない

123

CASE 2 | 歯肉退縮により根面齲蝕のリスクが高まっているケース

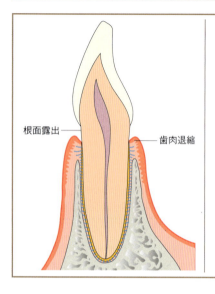

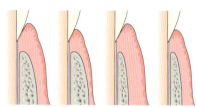

● 参考：Maynardの分類

タイプ1：歯槽骨も歯肉も十分な厚みがある
　→ 歯肉退縮は起こらない
タイプ2：歯槽骨は厚いが，歯肉は薄い
　→ 歯肉退縮は起こりにくい
タイプ3：歯槽骨は薄いが，歯肉は十分厚い
　→ 歯肉退縮は起こりにくい
タイプ4：歯槽骨が薄く，歯肉も薄い
　→ 歯肉退縮は起こりやすい

初診時22歳で，当時は歯肉退縮が起きていませんでした．このときに「歯槽骨が薄く歯肉も薄いタイプ（タイプ4）で，歯肉退縮が起こりやすい」ということをはっきり認識していれば，ブラッシング圧やストローク，歯ブラシの選択など，もっと注意深い対応ができたと反省しています．

■ 初診時（22歳）

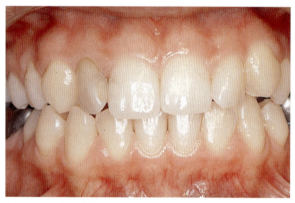

図3-1　22歳，女性，初診時（1983年1月）．歯肉は薄いほうである

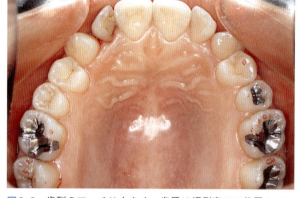

図3-2　歯列のアーチは大きく，歯牙は頬側寄りに位置している．頬粘膜が伸びにくいため，歯ブラシが奥まで入りにくい

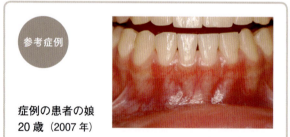

参考症例

症例の患者の娘
20歳（2007年）

同年齢時期で親子の歯肉や歯を比較すると，類似しているのがわかる．歯根の形が歯肉から透けてわかり，歯肉辺縁まで血管の走行が見える．歯肉，歯槽骨ともに薄く，歯肉退縮が起こりやすいタイプ4といえる．セルフケアの注意が必要

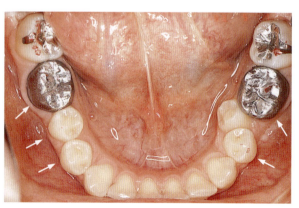

図3-3　下顎骨の幅が細いのに歯冠の豊隆は大きい．臼歯部の頬側は歯肉も歯槽骨も薄いところがある（矢印）

22歳，女性

2⏋と6⏋6の根管治療後に補綴処置を行いました．歯周ポケットが深いところはなく，ブラッシングも熱心な患者さんでした．したがって当時は，"多少の歯列不正はあるものの磨けていれば大丈夫"と考えていました．

しかし，治療中やその後の経過のなかで臼歯部頬側にたびたび擦過傷をつくり，術後約3年で下顎右側大臼歯部の頬側に歯肉退縮が起きてしまいました．

また下顎は，歯槽骨の幅が薄いのに対して歯牙は大きく，歯列不正もあります．上顎も歯列が頬側寄りなので，頬側の歯槽骨は薄いと考えられます．このような方には，歯ブラシの選択や力加減などに細心の注意が必要です．

CASE1 の患者さんの歯肉の厚さや付着歯肉の幅を見比べてみてください．

■ 初診から23年後（45歳）

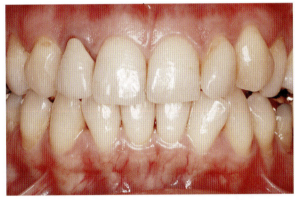

図4-1　45歳，術後23年（2006年12月）．4カ月間隔でメインテナンス中．いろいろな歯ブラシを試してみたが，音波歯ブラシが擦過傷をつくらず磨けるため，患者さんにあっているようだ

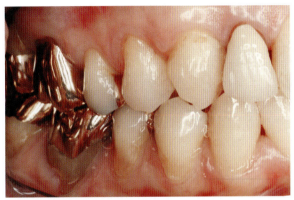

図4-2　根面齲蝕への注意が必要である．また，クレンチングが非常に強い方なので，歯頸部の充填物が取れやすく，口腔周辺の筋肉も緊張して肩こりなどもある．失活歯の歯根破折も心配されるので，日常生活のなかで意識をしていただくことが大切になる

ZOOM UP　右側方面観から歯肉の変化を追う

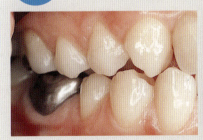

図5-1　1983年2月．初診時から歯磨きはできている方だった．振り返ると，このとき歯肉の薄いところに気づいて注意ができていたら……と反省する

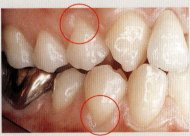

図5-2　1983年11月，治療終了時．歯磨きの力やストロークが不適切で4⏋，4⏋に歯肉退縮が起きている

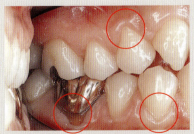

図5-3　術後3年．6⏋の近心根に歯肉退縮が起きている．根面齲蝕のリスクが高くなる

CASE 3　エナメル質に亀裂が生じたケース

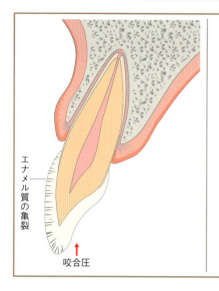

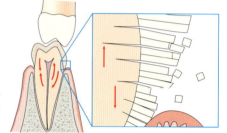

このケースのように，歯冠が大きく歯冠歯根比のバランスが悪い場合は，咬合性外傷（ブラキシズムやクレンチング）による傷害（アブフラクション）を生じやすくなると思われます．アブフラクションとしては，歯に加わる側方力によるエナメル質やセメント質の剥離，象牙質の露出（CASE 4の解説参照）などがあります．

（深川優子・安田　登：チームで取り組む象牙質知覚過敏症〜しみる！痛い！にどう対応？〜．クインテッセンス出版，2006．）

57歳，男性

7⌋の歯周病の急性症状で来院されました（初診：57歳，男性，1984年4月）．その歯は，疾患が重度に進行していて保存できずに抜歯となりましたが，そのことが患者さんの気づきとなりました．全顎的に炎症は強かったのですが，水平的な骨吸収だったので進行は止まり，23年後も27歯残存しています．しかし，アタッチメントロスはあり，歯根は露出しています．特徴的なことは，歯冠のカントゥアが大きく歯頸部の清掃が難しいこと，歯冠歯根比のバランスが悪く歯牙や歯周組織にかかる咬合圧の負担が大きいことです．

失活歯は3歯のみで，ほとんどが有髄歯ということが患者さんにとっては自慢でしたが，75歳のときに鶏肉の骨が前歯に当たってその外傷力により⌊1が動揺が大きくなりました．79歳

■ 治療終了後

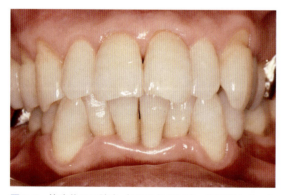

図6-1　治療後の口腔内（1984年12月）．歯冠が大きいため磨きにくい

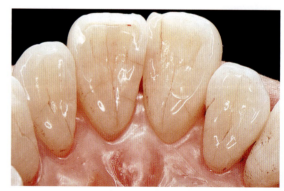

図6-2　同，上顎口蓋側．いま写真を見直してみると，このときすでに，エナメル質に縦に亀裂が入っている

で夏みかんの袋を嚙み切ったときに 1| が歯頸部から水平に破折してしまいました．前歯を拡大してみるとエナメル質に亀裂がたくさん入っていました．

有髄歯であっても，この年代の方の歯牙は亀裂が入りやすく破折の危険性が高まります．

■ 治療から2年後

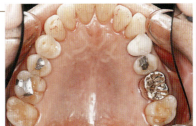
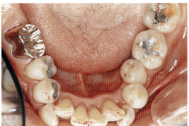

図7-1　上顎咬合面観．臼歯の咬合面も大きい

図7-2　同，下顎咬合面観．歯列が揃っている左のほうが嚙みやすいようで，|7 は咬耗している．もともとある下顎前歯の叢生は，さらに強くなる傾向があるため，前歯部の咬合が強くなりやすい

■ 初診から22年後（79歳）

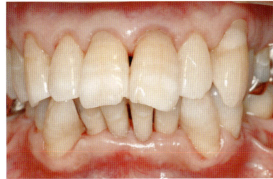
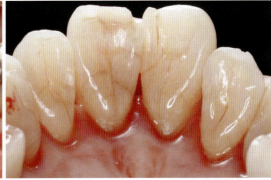

図8-1，2　メインテナンス時（2006年4月）．57歳時（図6-2）と比べるとさらに亀裂が入っている

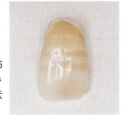

図9　図8のメインテナンスから3週間後（2006年4月）に来院され，「夏みかんの袋を嚙み切ったら歯が折れた」とのこと．1| はこの状態でも歯髄反応があり，抜髄処置をした

ZOOM UP　エックス線写真から経過を追う

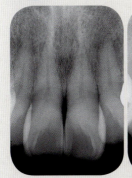
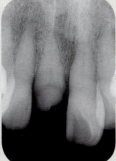
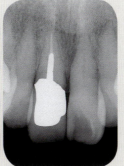

図10　初診に近いころ（1984年6月）．歯冠が大きく歯冠歯根比のバランスが悪い．歯髄腔ははっきり見える

図11　図9と同日（2006年4月）．1| の歯冠が歯頸部から水平に破折したが，歯髄反応はあった．歯髄腔は狭窄している

図12　治療後（2006年6月）．1| は失活歯になったので，歯根破折しないように注意が必要となる

図10　　図11　　図12

CASE 4　象牙質の咬耗が進んだケース

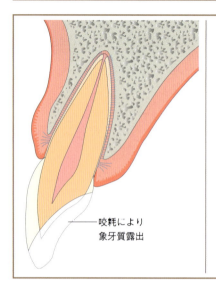

咬耗により
象牙質露出

エナメル質は，人体の中でもっとも硬い組織で，象牙質や歯髄を保護していると考えられます．しかし，エナメル質は硬いものの衝撃に弱くもろいため，咬耗や摩耗，齲蝕などによりいったん実質欠損が生じると二度と回復しません．象牙質の硬さはエナメル質に劣りますが，コラーゲン線維を含むため弾性は高く，咬合圧に耐えうる粘り強い組織です．

モース硬度は硬さを表す指標の1つで，数字が大きくなるほど硬度が高くなります．歯質は，エナメル質＞象牙質＞セメント質の順で硬度が低くなるため，咬耗により象牙質が露出してしまうと，歯質がより削られやすくなることを理解しておきましょう．

表　歯質や補綴物の硬さ

鉱物名	モース硬度
ダイヤモンド	10
カーボランダム	9.5
エナメル質	6〜7
象牙質	5〜6
セメント質	4〜5
パラジウム	4.5〜5
石膏	2

（深川優子・安田　登：チームで取り組む象牙質知覚過敏症〜しみる！痛い！にどう対応？〜．クインテッセンス出版，2006．）

62歳，男性

「7┘の充填物が取れた．7┘6┘がときどき腫れる」と来院されました．口腔内の特徴は，歯牙の咬合面および切端の咬耗が進み，象牙質まで露出していることです．下顎左側の大臼歯が喪失しているため対合歯は挺出しています．咀嚼は右側が中心になっているため，トラブルは右側に起きてきます．7┘は歯根破折していたので抜歯になり，前歯部の負担も増してきます．

一方，歯周病の問題はほとんどなく，歯肉，歯槽骨など歯周組織の状態はよく，強い咬合力にも耐えられているため，メインテナンスでは歯肉縁上のプラークコントロールを行うことで維持できます．しかし，このように咬耗が進むと歯牙の縁が欠けて鋭利になり，舌に触わったり，噛んだりしやすくなります．象牙質は咬耗しやすく歯髄処置が必要になった歯牙もあるため，硬い食べ物を減らすことやナイトガードを装着していただくなどの注意が必要です．

ZOOM UP　上顎前歯部の初診時と21年後を比較する

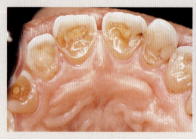
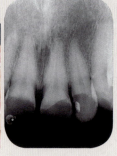

■ 初診時（62歳）

図15-1，2　初診時の上顎前歯部（1985年3月）．咬耗して象牙質が露出するとすり鉢状になり，咬耗のスピードが速まる．このときは，まだ前歯はいずれも有髄歯だったが，2年後に└12の歯髄処置が必要になった

■ 初診時（62歳）

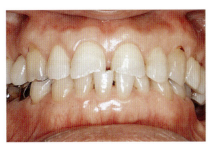
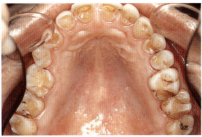
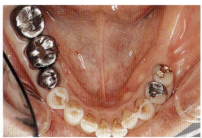

図13-1～3 初診時（1985年3月）．7⌋の充填物の脱離が主訴で来院．上顎の歯列に欠損はないが，このときすでに小臼歯から前歯にかけて咬耗が進んでいる．
また，⌊76⌋がときどき腫れるとのことだったが，7⌋は冠がたびたび脱離していたようだ．この後，破折していることがはっきりして抜歯になった．55歳までは下顎左側にブリッジが装着されていたが，「グラグラして痛かったため，はずした」とのこと

■ 初診から21年後（83歳）

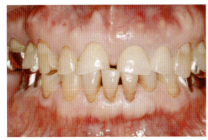
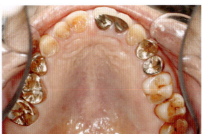
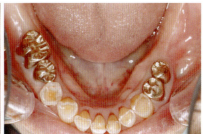

図14-1～3 初診から21年後，83歳時（2006年6月）．⌊1 2は初診から2年後に咬耗のため歯髄処置をして歯冠修復した．⌊1 2は2005年に修復物が脱離したときに，歯根に亀裂が入っていることを説明して再装着している．それ以外の部位も，咬耗により歯質がチップしたことがおもな原因で，補綴処置をしている．3 2 1⌋の歯質や歯髄の状態の変化に注意が必要である．
また，下顎左側臼歯部の欠損部は，患者の要望により補綴処置をしていないので，右側が咀嚼側になる．⌊6⌋の負担が大きいため歯根破折のおそれがある．食生活を注意し，夜間はナイトガードを使用している

■ 初診から21年後（83歳）

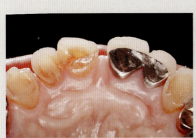
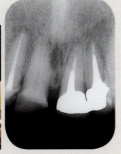

図16-1, 2 初診から21年後の上顎前歯部（2006年6月）．3 2 1⌋象牙質の咬耗により残ったエナメル質も鋭利になりチップしやすいので，象牙質部分は充填で保護しながら鋭利な切縁は丸めて欠けないようにする．天然歯は歯髄が失活していないか，歯冠修復した⌊1 2は歯根破折しないか，どちらも気が抜けない状況である

CASE 5 | セメント質の剝離が生じたケース

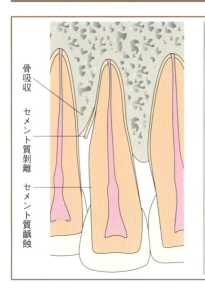

骨吸収
セメント質剝離
セメント質齲蝕

セメント質は歯の構成要素の1つですが，同時に歯周組織にも属します．コラーゲン線維（シャーピー線維）によって歯根膜および歯槽骨と結合し，歯を支持する機能を果たします．歯周病に罹患した場合は歯肉や歯槽骨との線維性結合を失い，ポケット内に露出したセメント質は栄養供給が途絶えて壊死に陥ります．

セメント質剝離の原因は，歯周病と外傷力（クレンチング），補綴処置による過重負担などといわれていますが，エックス線写真では歯牙の近遠心で起きたときしか見つけられず，頰舌側で生じた場合は発見が困難になります．プロービングでの診査が重要です．

2）山村武夫監修，下野正基・飯島国好編：治癒の病理／ペリオ・エンドの臨床のために．医歯薬出版，1988．

39歳，男性

全体的にしみることが主訴で来院されましたが，歯冠部齲蝕は少なく，歯周病が原因で歯肉に炎症があり，頰側には歯肉退縮が起きていました．また，歯牙の頰側には楔状欠損が生じています．欠損歯はなく歯列不正もありません．したがって，歯科治療の既往もほとんどない方でした．

歯周基本治療をしてメインテナンスをしていくことにしたのですが，定期的なメインテナンスには至りませんでした．10年ぶりに来院されたときには，残念ながらアタッチメントロスがさらに進み，歯根露出に伴いセメント質齲蝕ができ始めていました．

1 ⌋の遠心にはセメント質の剝離があり，1カ月前から歯が動き始めたと再来院しました．セメント質のおもな機能は歯根膜の線維と歯根を結合させることですが，この症例のように剝離

ZOOM UP エックス線写真からセメント質の変化を追う

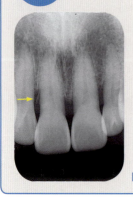
図19-1

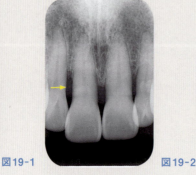
図19-2

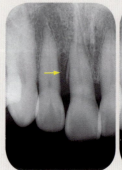
図19-3

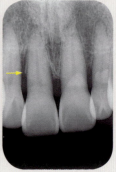
図19-4

した面積が大きいとダメージも大きくなります．剥離の原因は外傷力やクレンチング，補綴による過重負担などがあり，近遠心に起こるとは限らないためエックス線写真からの発見が困難なことも多いとされています．急激な付着の喪失が起こったときには，セメント質の剥離を疑うことも必要です．

エックス線写真を見直してみると，1994年にすでにセメント質剥離が起きていました．

■ 初診時（39歳）

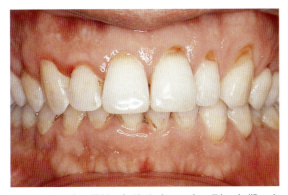

図17-1　39歳，男性，初診時（1983年6月）．初期〜中等度の歯周病であったが，治療後は継続したメインテナンスに至らなかった

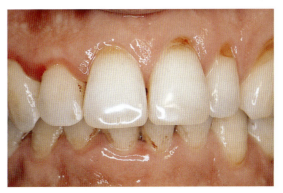

図17-2　同，前歯部．齲蝕は少ないが，歯肉退縮が起きた⎿1 2 3は根面齲蝕になっている．歯肉に炎症はあるが，前歯部のプロービング値は3mm程度

■ 初診から18年後（57歳）

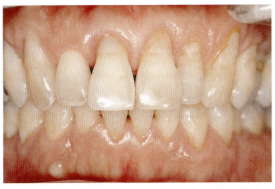

図18-1　初診より18年後（2001年5月）．最初の治療から10年間来院がなく，その後も1〜2年の間隔で不定期な来院．歯根が露出したために，歯間部，歯頸部のプラークコントロールが難しくなってしまった

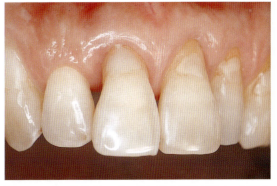

図18-2　同，前歯部．⎿1は特に歯肉退縮が進み，動揺も大きくなった．遠心から口蓋側にかけてのプロービング値は6〜7mmであった．歯の挺出，移動を伴うため，歯科医師による咬合診断・調整を行う

図19-1　エックス線写真を見直すと，⎿1は1994年にすでにセメント質剥離が起きていた

図19-2　初診から約15年後（1998年）．気づかずにルートプレーニングをして，剥離したセメント質が取れているようだ

図19-3, 4　初診から18年後，再来院時（2001年5月）．エックス線診査でもプロービングでもセメント質の剥離がさらに深いところまで及んだことがわかった．剥離したかけらは感染源になると思われるが，除去できたとしても再付着はできないため，予後は不良と推測される

CASE 5へのコメント

橋本貞充

セメント質剝離の組織像とは？

　CASE 5の歯周ポケットから出てきた硬組織は，3mm×2mmほどの薄い板状の硬組織で（図20-1），ホルマリン水溶液で固定した後，酸で脱灰し，パラフィン切片を作製してHE染色を行いました．顕微鏡で観察してみると，硬組織は積み重なった層板状（↓）となったセメント質で，セメント細胞がみられないことから（図20-2），歯頸部の無細胞性セメント質が剝離したものと考えられました．

　セメント質の表面には，細長い糸のような形をした糸状菌（▼）と球菌（▽）の集塊が全面に認められ（図20-3），歯根面から剝離したセメント質が，長期間ポケット内に露出していたことがわかります．

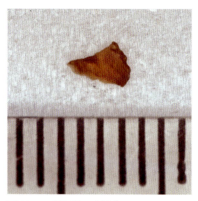

図20-1　硬組織の肉眼像

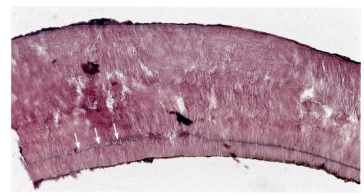

図20-2　硬組織の脱灰標本の弱拡大像

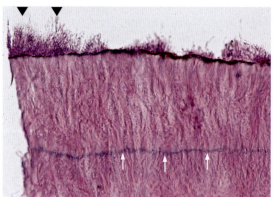

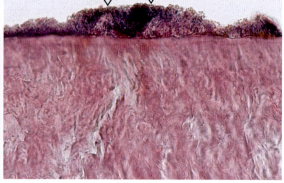

図20-3　剝離セメント質の表面に付着した，糸状菌と球菌からなるバイオフィルムの強拡大像．セメント細胞の封入がない無細胞性セメント質

セメント質剝離のマイクロCT像

セメント質剝離はどのように起きてくるのでしょうか．

顎骨の病理組織標本で，剝離したセメント質がみられることがあります．

図21は，骨組織を非常に狭い断層幅で詳細に観察できるマイクロCT装置を使って下顎切歯部の歯槽骨を観察したものです．この症例では，動揺をきたしていたと思われる下顎切歯の周囲の顎骨が，深い皿状に垂直的に吸収（▶）しています．この切歯の歯根面を見てみると，セメント質がいくつもの板状の破片（→）となって剝離しているのがわかります．細かく観察すると，セメント質の剝離は，深いポケットが形成されたところにみられ，セメント質が歯冠側から剝離していくのがわかります．

このようにセメント質剝離は，露出した根面のセメント質齲蝕が，セメント-象牙境に沿って，歯冠側から根尖側へと剝離していくことによって生じるものと考えられるのです．

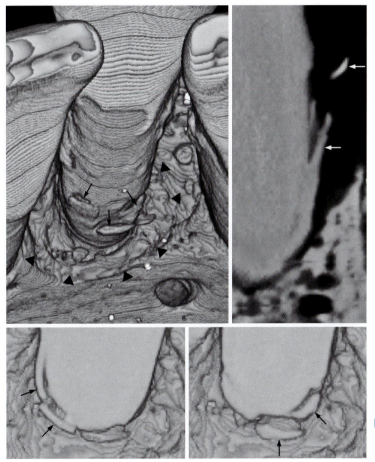

図21 マイクロCT装置によって観察したセメント質剝離

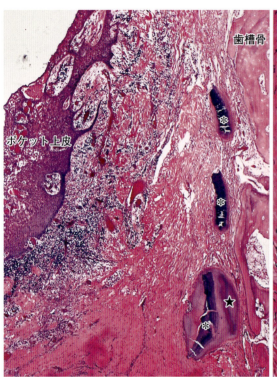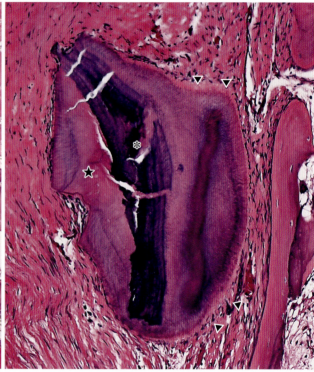

図22 歯肉の肉芽組織内に残存する剝離セメント質
剝離したセメント質（＊）の表面には新たにセメント質（★）が形成されて，剝離したセメント質が包み込まれている．新しくつくられたセメント質にはシャーピー線維様の構造（▼）が観察される

　歯周疾患に罹患した歯肉では，このような剝離したセメント質がポケット内から排出されず，炎症に伴って周囲に増生した肉芽組織の中に取り込まれることがあります．このような場合には，剝離セメント質は肉芽組織によって被包されたり，場合によっては再生した歯根膜由来の組織によって，剝離セメント質の周囲に新たにセメント質（図22★）が形成・添加されてシャーピー線維がつくられることもあります．

CHAPTER 3

診る目を養う！
エックス線画像が教えてくれる
情報を整理する

1 パノラマエックス線画像ビジュアルガイド

後藤多津子

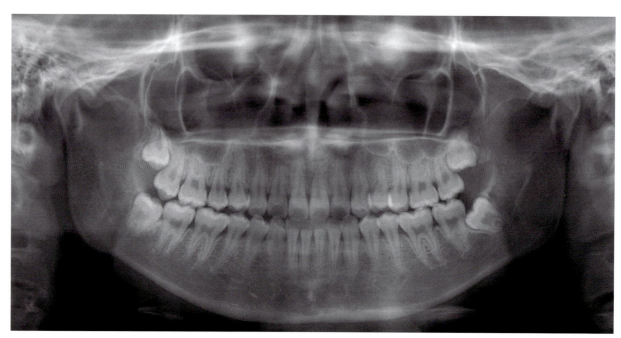

図1 パノラマエックス線画像

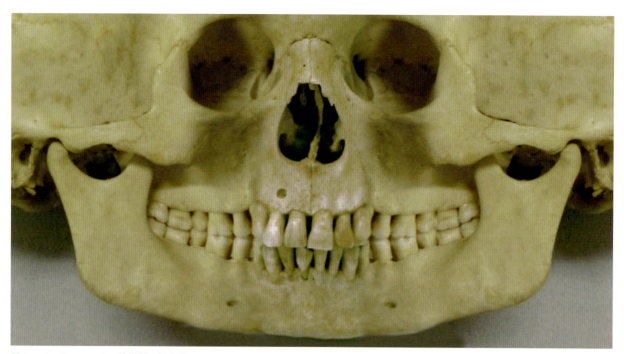

図2 パノラマエックス線撮影の概念図

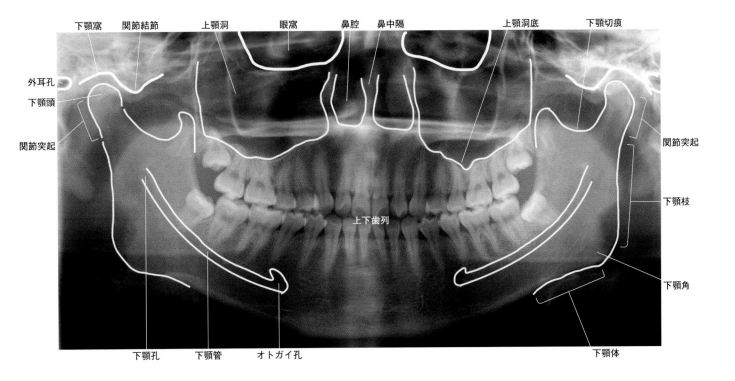

　パノラマエックス線画像は，歯および口腔顎顔面領域の総覧的なエックス線画像です．比較的大きな齲蝕や歯周病の程度を診断できます．また，歯の数や形態，萌出状態の観察にも用いられます．ただし，解剖構造や病変のより細かな描出は，口内法エックス線画像に劣ります．

　上顎洞，上下顎歯列，下顎頭，下顎枝，下顎管，オトガイ孔などの基本的な構造や配置は，どの人も同じです．左右対称の構造になっていることを確認しましょう．

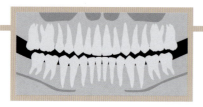

パノラマエックス線画像の位置づけ方法

1 照射条件の設定
性別・年齢からおおまかな照射条件を設定しておく.

2 患者の頭頸部金属の取り外し
患者を撮影室に誘導したのち,患者の頭頸部付近の金属類(眼鏡,ヘアピン,ピアス,ネックレス,上下顎の義歯,床矯正装置など)を取り外してもらう.取り外しができるかどうかはっきりしないときは,指導者に相談する.

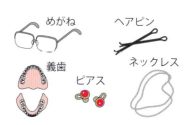

3 防護衣の装着
患者の背中側から防護衣をかける.

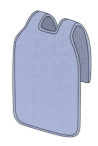

4 患者の位置づけ
まず患者が自然に直立した状態でオトガイ部がチンレストに乗せられるように,エックス線ユニット全体の高さを調節し両手で取っ手を持たせる.
① 切端咬合にする.歯牙欠損などでできない場合は,コットン等で軽く固定する
② 垂直的な位置付け;基本は眼耳平面が床と水平になるように
③ 水平的な位置づけ;正中用指示光線を参考に左右対称に
④ 断層域の設定;指示光線と上顎犬歯の所定の位置(欠損していれば口角部)を合わせる
⑤ 頭部の固定

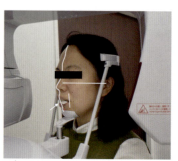

⑤ エックス線の照射：この操作は必ず歯科医師が行う

① 照射条件の調整．患者の顎の大きさを考慮し，条件を調整する

② 撮影終了を告げるまでその場で動かないように，患者に指示する

③ スイッチを押してエックス線照射

⑥ 撮影後

① 頭部固定装置を緩め，患者を退出させる

② 画像処理

Clinical Hint ● 後藤多津子

　「レントゲン室に入っただけで被曝する」とか「痛いことをされる」と心配する方もおられます．スイッチを押さなければ被曝の心配はありませんし，撮影による痛みもありませんが，気分としてレントゲン室に長時間いることをストレスに感じたり，電気が流れる音に不安になる場合もあります．患者さんの様子に常に気を配りながら準備をしましょう．

　何のために撮影をするのか，これからどんなことが起こるのか説明し，安心していただきましょう．あらかじめ機器類のスイッチを入れておく，冬場エックス線撮影室が寒い場合には暖房を入れる，「撮影のときに音がします」とやさしくお声がけするといった，「細やかな心配り」は大切です．

2 小児のパノラマエックス線画像

後藤多津子

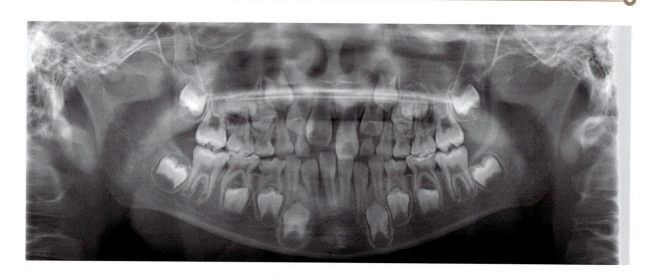

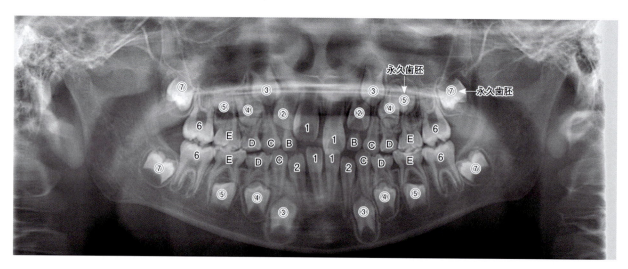

　全顎の乳歯と永久歯の状態が総覧できます．永久歯の萌出時期，歯冠完成時期，歯根完成時期をもう一度チェックしましょう．

ここが観察ポイント！

❶ 顎関節の形態や上顎骨，下顎骨の形態
正常像と大きな違いがないか，左右に大きな違いがないかをみます．

❷ 歯の軸がおおむね揃っているか
横になっていると萌出できないことがあります．

❸ どこが萌出しているか
本症例で萌出している永久歯は，$\overline{61|16}$，$\overline{621|126}$ です．

❹ 歯や歯胚は揃っているか
本症例では7～7の永久歯はすべて揃っています．

❺ 残存している乳歯はあるか
本症例で残存している乳歯は，$\overline{EDCB|BCDE}$，$\overline{EDC|CDE}$ です．

❻ いま，どのような状態にあるのか
$\overline{21|12}$ は萌出している一方で，$\overline{2|2}$ は半分程度萌出したところにあります．そのほかの乳歯永久歯は，おおむね左右対称です．
- $\underline{E|E}$，$\overline{E|E}$ は歯根の吸収がまだ始まっていないため，永久歯と交換するまでにはもうすこし時間がかかります
- $\underline{75～2|2～57}$，$\overline{75～3|3～57}$ は歯胚の状態で，これから歯冠部や歯根が形成されるところです

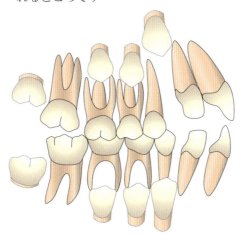

3 口内法エックス線画像ビジュアルガイド

後藤多津子・小髙研人・阿部伸一

10枚法

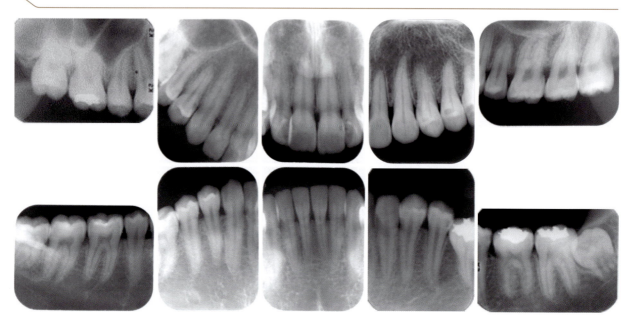

口内法エックス線画像はパノラマエックス線画像に比べて画質が良いので、齲蝕がないか、歯周病の診断のため歯槽頂の位置や水平性骨吸収および垂直性骨吸収の観察に適しています。主訴以外にも異常がある場合があるので、歯だけでなくほかの部位も観察します。

Clinical Hint ● 後藤多津子

咬翼法とは、臼歯部隣接面の齲蝕や歯槽骨頂の状態を観察するための撮影法です。ほかにも、補綴物の適合（近遠心的）や歯石付着も観察できます。フィルム（センサー）を補助具ではさみ、咬翼部を咬んで固定します。その際にセンサーは上下の歯冠と平行になるようにします。

エックス線装置のヘッドの後ろに立ち、水平的にはエックス線の中心線を臼歯部に定めます。垂直的には、臼歯部の咬合平面に対して、すこし上から撮影します。

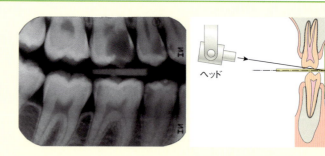

上顎前歯部

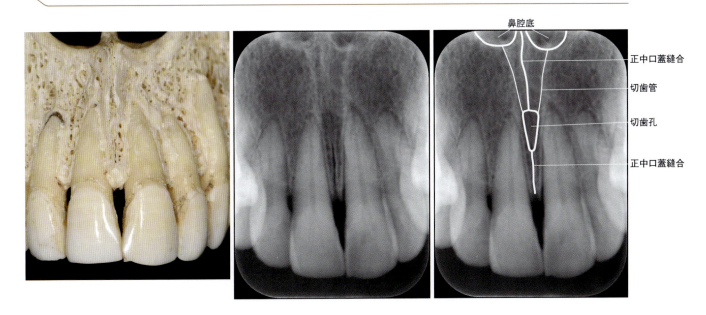

鼻腔底
正中口蓋縫合
切歯管
切歯孔
正中口蓋縫合

上顎犬歯・小臼歯部

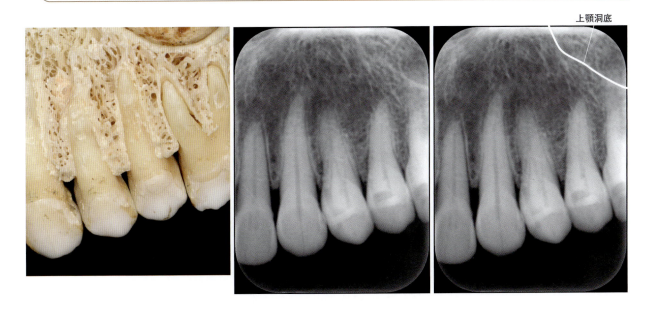

上顎洞底

犬歯部の撮影において，患者さんのお口が小さかったり，歯が長い場合，センサーの対角線を歯軸に平行に位置づけすることで，根尖部まできちんと撮像できることがあります．目的に応じて工夫しましょう．

上顎大臼歯部

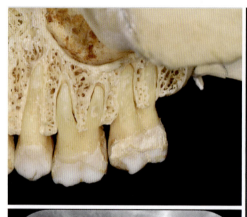

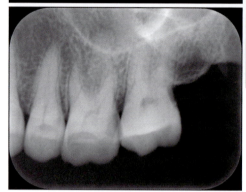

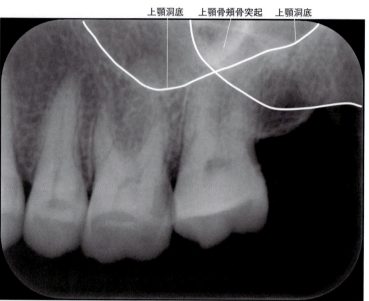

上顎洞底　上顎骨頬骨突起　上顎洞底

下顎前歯部

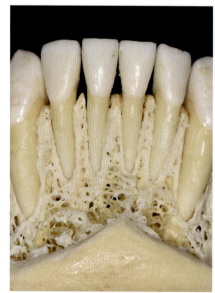

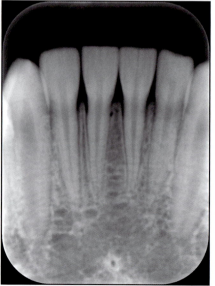

下顎犬歯・小臼歯部

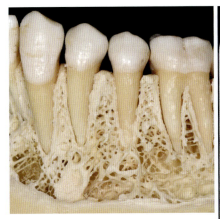
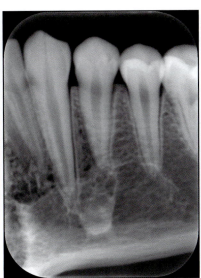
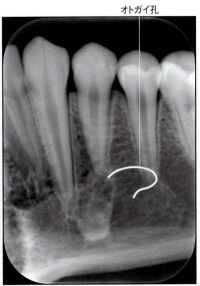

人によって位置は多少異なりますが，第二小臼歯付近に下顎管の出口であるオトガイ孔があります．

下顎大臼歯部

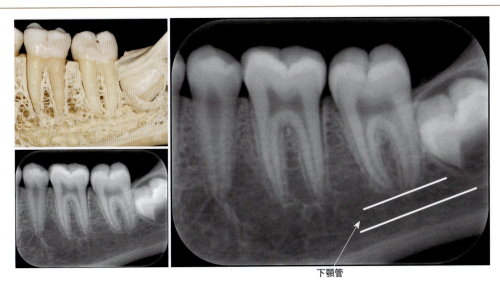

この部位も口腔底が浅い場合は，センサーの位置づけが困難です．口を大きく開けると，顎舌骨筋が緊張してセンサーが入りづらくなります．

3 口内法エックス線画像ビジュアルガイド

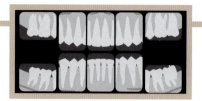

口内法エックス線画像の位置づけ方法

1 撮影時の頭部の位置づけ

撮影対象の歯列の咬合平面が床面と平行になるように位置づけをします

- 上顎の歯を撮影するときは，上顎の咬合平面をエックス線診療室の床と平行になるように位置づけをする
- 下顎の歯を撮影するときに下向き姿勢をとると，口底部が押さえつけられて苦しく感じる．上向きの姿勢で下顎の咬合平面がエックス線診療室の床と平行になるように位置づけをする

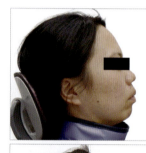
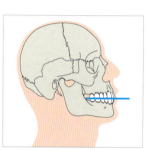
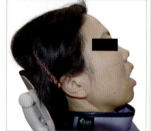
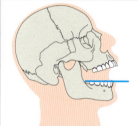

2 センサーの位置づけ

- 目的の歯が中央にくるようにする
- センサーの上縁と咬合平面を平行にする
- 根尖までしっかり写るように位置づける
- （フィルムの場合）フィルムマークが歯冠部分にくるようにする

3 エックス線装置のコーンの位置づけ

- センサーに対して垂直，水平，正放線投影（隣接面が重ならないように）
- コーンカットにならないように気をつける

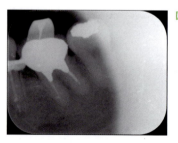

図 コーンカットの例．撮影する位置を間違えるとコーンカットして情報を失うので，位置合わせを十分に確認する

4 エックス線の照射：**この操作は必ず歯科医師が行う**

口内法エックス線画像からわかる疾患・異常像

後藤多津子

口内法エックス線画像からは，さまざまな疾患や異常を読みとることができます．ここでは，そのなかでも，特にエックス線画像が重要な情報源となる疾患や異常像を紹介しましょう（左右の画像は同じもので，注目ポイントを右の画像に示します）．

重度歯周病

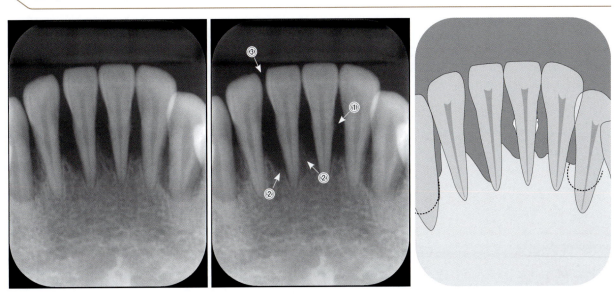

歯根中央付近に歯石による不透過像があり（①），前歯部の歯槽骨が消失しており（②），歯槽硬線も認めません．$\overline{2\,1｜}$ の隣接面に隙間があります（③）．

4 口内法エックス線画像からわかる疾患・異常像

局所的な骨吸収像

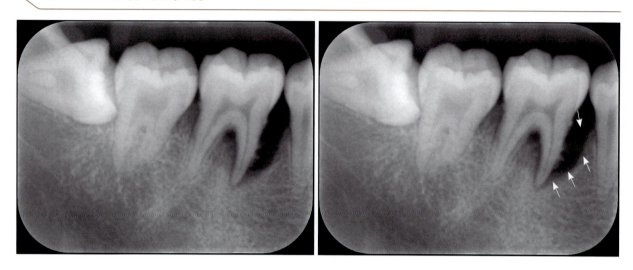

6̄ 周囲に歯槽骨吸収を認めます．近心側では境界明瞭な骨吸収が根尖付近に及び，根分岐部から遠心側にも骨吸収を認めます．その周囲骨には硬化性変化を認め，炎症の存在が示唆されます．

隣接面齲蝕

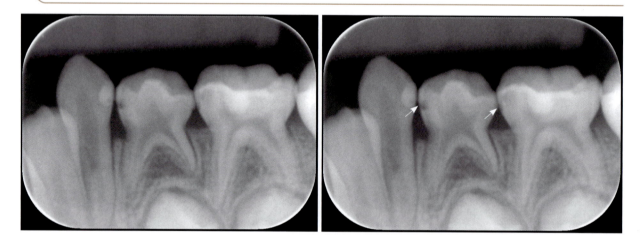

隣接面にできた齲蝕は，口腔内から直視できません．必要に応じて小児の口内法エックス線画像で確認します．このケースでは DE とも近心面に隣接面齲蝕を認めます．

下顎第二大臼歯部の齲蝕

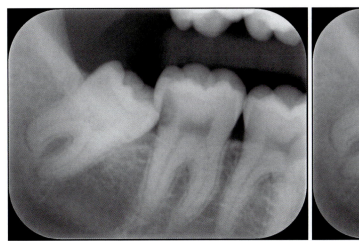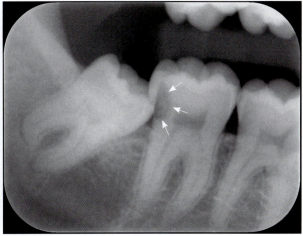

8͟ が傾斜萌出したため，7͟ 遠心側歯頸部にぶつかり，萌出障害となったケースです．そのまま長期経過し，歯髄腔に達するほどのかなり深い齲蝕を形成したものです．この齲蝕も，口腔内からは目視できない深い場所にあります．

根尖病変

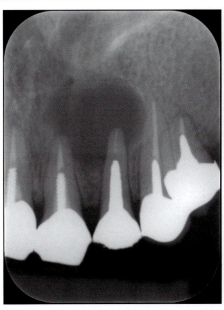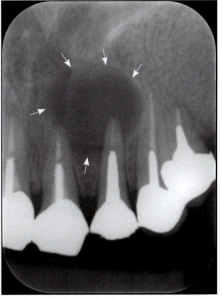

|2͟ 根尖付近にエックス線透過像があり，境界は明瞭です．|2͟ には長くて深い鋳造ポストがあるので，ポストコア撤去はかなり難しいケースと思われます．

4 口内法エックス線画像からわかる疾患・異常像

根管充填後の確認

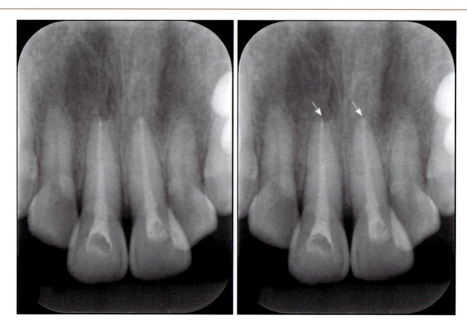

根管充填後は緊密充填されていることを口内法エックス線画像で確認します．当該部位の根尖までしっかり撮影できていないと，保険請求において加圧加算ができなくなる場合があります．

歯根破折

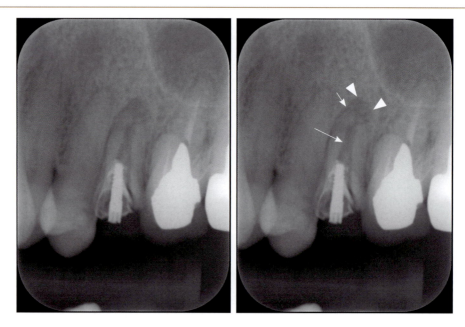

歯根は目に見えない部分なので，口内法エックス線画像で破折の状況を調べます．このケースは根尖まで破折が及んでおり（→），さらに根尖部に透過像があります（▶）．境界は明瞭です．

インプラントの術後経過

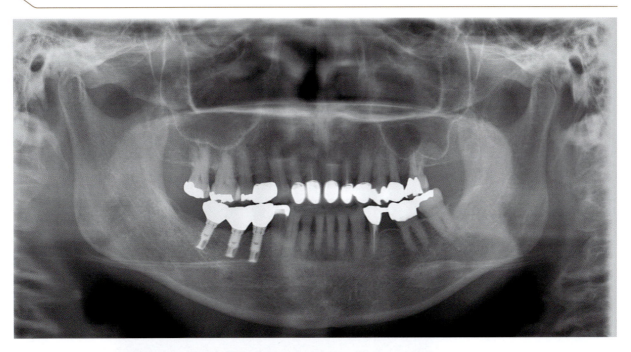

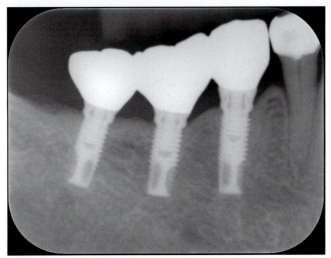

　インプラントの術後経過は，口腔内での出血や動揺度検査のほか，エックス線画像による検査が重要です．インプラントそのものの適合性や術後経過だけでなく，隣在歯，対合歯，反対側の歯などについて，全般的，総合的に確認する必要があるので，口内法エックス線画像とパノラマエックス線画像を同時に撮影することがあります．細かい所見は，口内法エックス線画像で確認します．

5 歯科用コーンビームCTから何がわかるの?

後藤多津子

　コーンビームCTとは、エックス線により三次元断層像を撮影する装置です。パノラマエックス線画像や口内法エックス線画像だけではわからない場合、撮影して状況を把握します。
　ここでは、2つのケースを見ていきます。

難治性のケース

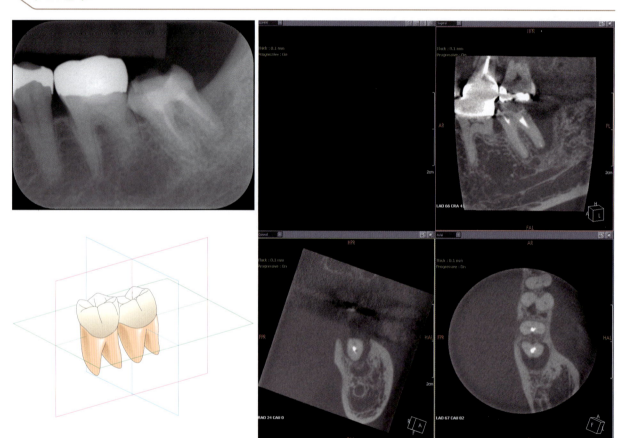

　根管治療をしてもなかなか治らなかった症例です。
　口内法エックス線画像では、「7の遠心に骨吸収像が認められますが、頬舌的にどの程度広がっているかは想像するだけで、十分にはわかりません。こうした場合、吸収が三次元的にどの程度進んでいるか、CTによってわかります。この症例の場合、遠心側に三壁性の骨欠損がありました。

CTで二根管あることがわかったケース

口内法エックス線画像では…

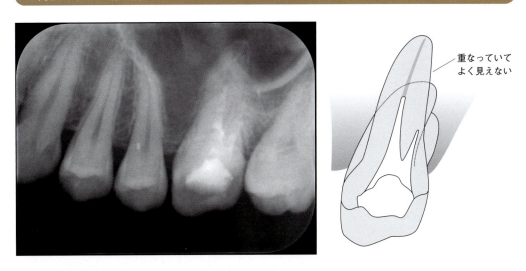

重なっていてよく見えない

CTで見ると…

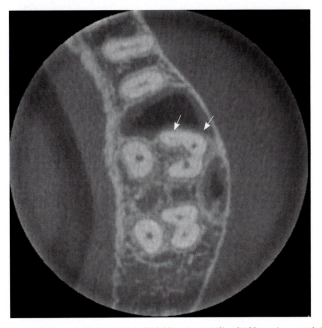

　上顎第一大臼歯の近心頬側根は，通常1根管です．口内法エックス線画像では口蓋根の重なりもあり，わかりにくいですが，CTを撮影したところ近心頬側根1根のなかで2根管あることがわかったケースです．

　このようなケースでは，非常に細かいところを描出する必要がありますので，CT撮像法や画像を表示するモニターの画質にも注意することが大切です．

脳には地図がある

後藤多津子

　私たちが何かを感じたり，動いたりしているとき，脳はどのように働いているのでしょうか？実は，いつも脳全体が働いているのではありません．脳ではさまざまな役割を受けもつ領域が決まっていて，私たちの感覚や運動により，脳の特定の部位だけが活動します．つまり，どんなときにどこが活動するのか，脳には地図があるのです．

　よく噛んで，おいしく味わい，飲み込む，という口腔にかかわる毎日の行動は，脳における多くの場所を活動させています．しかも，その活動部位は，からだの他の部位よりも，細かく複雑な地図になります．私たちの研究室では，MRIを用いて，味と匂い，嚥下リハビリ，スポーツ歯学など，口腔にかかわりの深い脳の働きを解明しています．

　たとえば，病気や事故で味がわからなくなると，患者さんはとても落ち込みます．一方で，回復状況を画像のように目にみえるデータで確認すると，元気になってくれます．

　私たちはこの研究を発展させ，自分の症状を歯科医師や医師にうまく伝えられずに苦しんでいる患者さんの助けになりたいと考えています．また脳機能障害に対するリハビリや，再生医学へとつなげていきます．

MRIはCTとどう違うの？

　画像診断の方法には，骨や歯を診るエックス線画像やCTとは別に，脳，舌などの軟組織を診るためのMRIもあります．どちらもからだの断層画像を撮影しますが，もっとも大きな違いは画像を得る手段です．

　CTではエックス線を使って画像を得るのに対し，MRIは大きな磁石による強い磁場と電波を使って画像を得ます．そのため，MRIは放射線による被曝がなく，小児や健常な方も安心して検査を受けることができます．

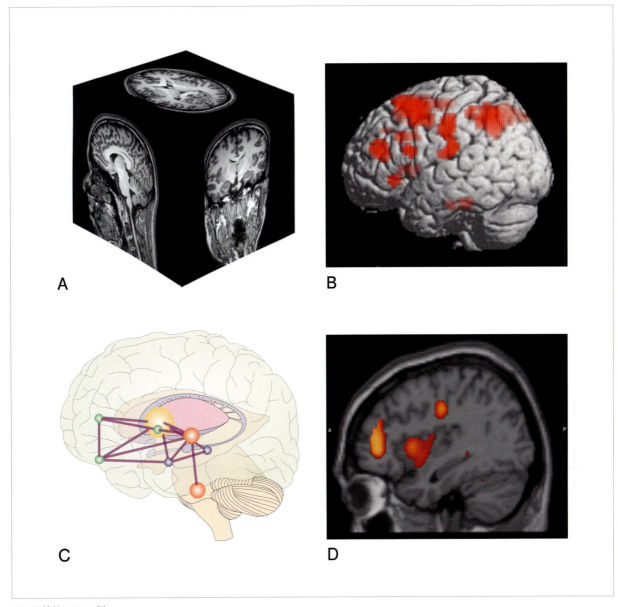

図　脳機能MRIの例
A：3D解剖画像．1mm単位で細かく体内を見ることができる
B：脳活動部位の場所と強さを，surface renderingによる3D脳表面上にカラーで表示したもの
C：味覚にかかわる脳内ネットワークを，脳内部も見られるglass brain上に可視化したもの
D：味と匂いにかかわる脳活動部位の場所と強さを脳の断面上にカラーで可視化したもの

VF検査で何がわかるの？

後藤多津子

　VF検査は，実際に患者さんに飲み込みをしてもらうところを，エックス線を使って透視する検査です．誤嚥の有無を診断するだけでなく，嚥下障害患者が安全に摂取できる飲食物の種類，姿勢，食べ方を探ることができます．

　被験者の食生活や嗜好に合わせた検査食に，バリウム系またはヨード系の造影剤をわずかに含ませて撮影します．1回の嚥下あたりの透視（エックス線照射）時間は10秒〜1分程度．1回あたりの合計透視時間はおよそ3〜10分で，全体の所要時間は20〜30分です．

　1回あたりの被曝線量は，実効線量0.9〜3.2ミリシーベルトとの報告があります（Kim HM, et al. Patients' radiation dose during videofluoroscopic swallowing studies according to underlying characteristics. Dysphagia. 2013; 28(2): 153-158）．参考に上部消化管検査における

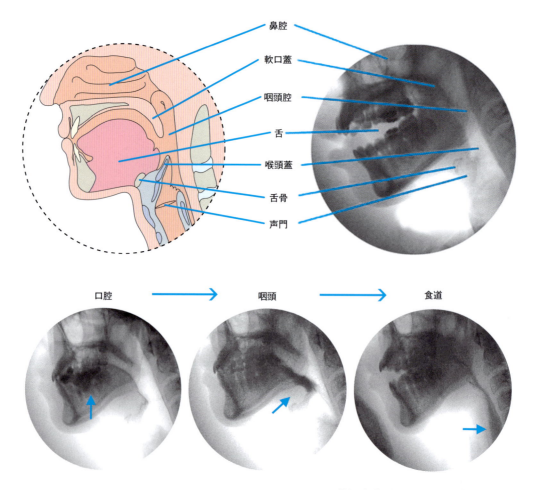

（朝日大学 勝又明敏教授のご厚意による）

CHAPTER 3 診る目を養う！エックス線画像が教えてくれる情報を整理する

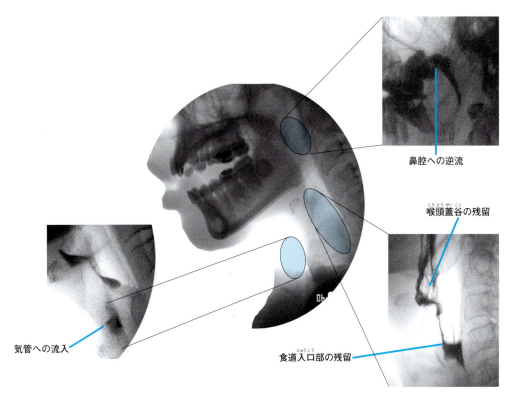

鼻腔への逆流
喉頭蓋谷（こうとうがいこく）の残留
気管への流入
食道入口部（にゅうこう）の残留

（朝日大学 勝又明敏教授のご厚意による）

　被曝線量は2.6ミリシーベルト程度です（岡野友宏．医療における放射線防護．歯科放射線学 第6版．医歯薬出版，2018；55-66）．
　VF検査で残留や誤嚥がみられる場合には，専門医と相談しながら食形態（トロミをつけたり，食材や調理方法を変えたり，市販品を活用するなど）を工夫したり，姿勢を変えたり，機能回復訓練をするなどして，患者さんの口から食べる機能を維持し，回復する方法を探っていきます．

Clinical Hint ● 後藤多津子

　検査による被曝量は，検査方法，検査手技，患者さんの体格や年齢などによりさまざまです．また，装置の発展により変化します．常に最新の情報を参考にしましょう．

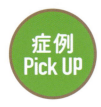

患者さんと長く付き合うために必要なエックス線の知識

小林明子

エックス線写真は歯科治療を良好に行っていくために，なくてはならない資料です．それをどのくらい有効に活用できるかは，術者の知識と想像力にかかってきます．

乳歯列期のパノラマエックス線画像

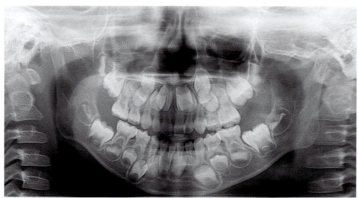

図1　5歳2カ月

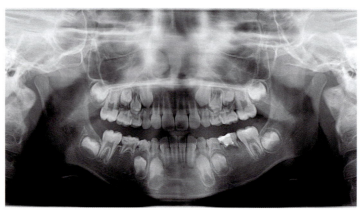

図2　後継永久歯の有無の確認

　図1の症例では，第一大臼歯は歯冠と歯根がすこし形成されています．また，第二大臼歯も歯胚形成が開始が始まっていることがわかります．

　また，図2のようにパノラマエックス線画像では後継永久歯の有無を確認することもできます．まず，第一大臼歯の萌出位置や方向を確認します．また，第二乳臼歯部に永久歯の先天性欠如がみられることがあり，その場合は生涯第二乳臼歯を第二小臼歯の代わりとして使わなくてはなりません．また，交換期の咬合スペースに問題が生じるため，早期予測のために第一大臼歯萌出前後には小児のパノラマエックス線画像は有効です．

口内法エックス線画像と歯牙形態

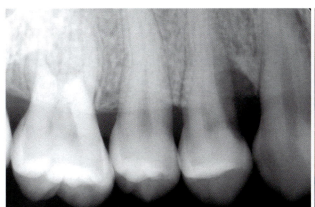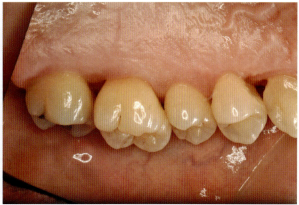

図3 根面溝の想定

　図3の口内法エックス線画像には，4|の近心に大きな骨欠損がみられます．骨縁下ポケットの存在を想像することができますが，このときに第一小臼歯近心の根形態を思い出してみると，そこには近心根面溝がある場合が多いことに気づくはずです．たしかに口蓋側から観察すると，近心に深い凹みがみられます．このように，エックス線で根部に影のようにみられるものは，根面溝や根分岐部の存在が考えられるため，慎重なプロービングやルートプレーニングに重要な情報となるのです．

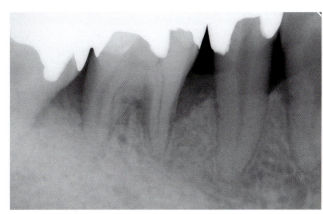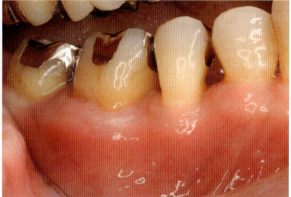

図4 エナメルプロジェクション

　図4の口内法エックス線画像には，近心根の骨吸収に関連して6|中央に突起のようなものが見えます．これはエナメルプロジェクションであり，この突起が根分岐部底部にまで及び，さらに根分岐部のルートトランクが短いため，早い時期に歯周炎が進行してしまったことが想像できます．

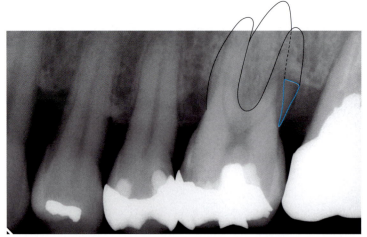

図5 ファーケーションアロー

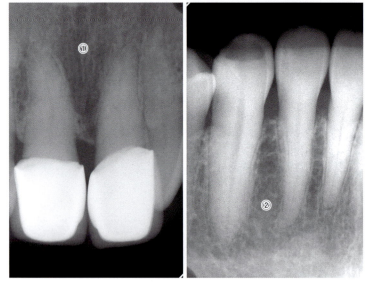

図6 歯槽硬線と骨梁

　図5の頰側遠心根と口蓋側根との間にうっすらと見える矢じりのような不透過像は，根分岐部まで骨吸収の存在を示します．臨床的にはファーケーションプローブが挿入し，根分岐部診査が可能になります．

　図6の歯槽硬線は，歯根を包むような歯槽骨の歯槽窩の部分でに白線（エックス線で不透過像）として観察され，歯周炎の進行があれば歯槽硬線は不明瞭になります．骨梁は，支持歯槽骨内部構造である海綿骨の実質部分として観察できます．一般的に，上顎は比較的細かい顆粒状で縦向き（①），下顎はやや粗密で水平か斜線状の網目状の不透過像（②）を呈していることが多いです．

CHAPTER 4

手技を磨く！
インスツルメンテーションに
注意が必要な歯牙
徹底分析

1 上顎歯列

村上恵子・鍵和田優佳里・阿部伸一

上顎の歯の植立方向と歯根の形態を立体的に把握する

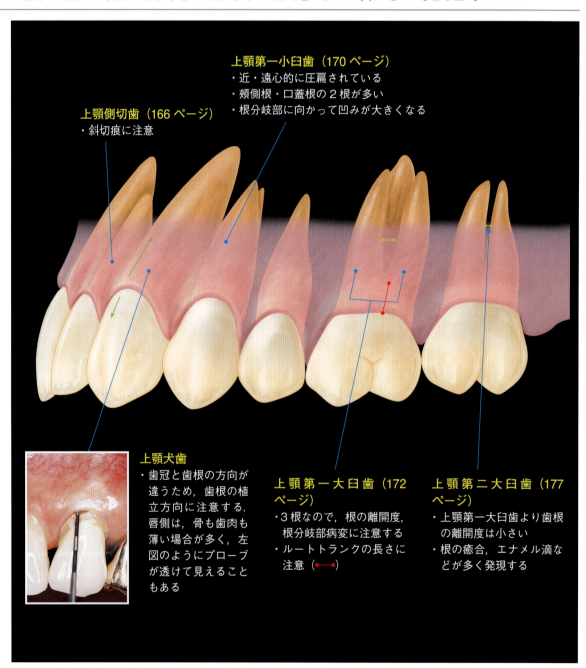

上顎第一小臼歯（170ページ）
- 近・遠心的に圧扁されている
- 頰側根・口蓋根の2根が多い
- 根分岐部に向かって凹みが大きくなる

上顎側切歯（166ページ）
- 斜切痕に注意

上顎犬歯
- 歯冠と歯根の方向が違うため、歯根の植立方向に注意する。唇側は、骨も歯肉も薄い場合が多く、左図のようにプローブが透けて見えることもある

上顎第一大臼歯（172ページ）
- 3根なので、根の離開度、根分岐部病変に注意する
- ルートトランクの長さに注意（●—●）

上顎第二大臼歯（177ページ）
- 上顎第一大臼歯より歯根の離開度は小さい
- 根の癒合、エナメル滴などが多く発現する

CHAPTER 4 手技を磨く！インスツルメンテーションに注意が必要な歯牙 徹底分析

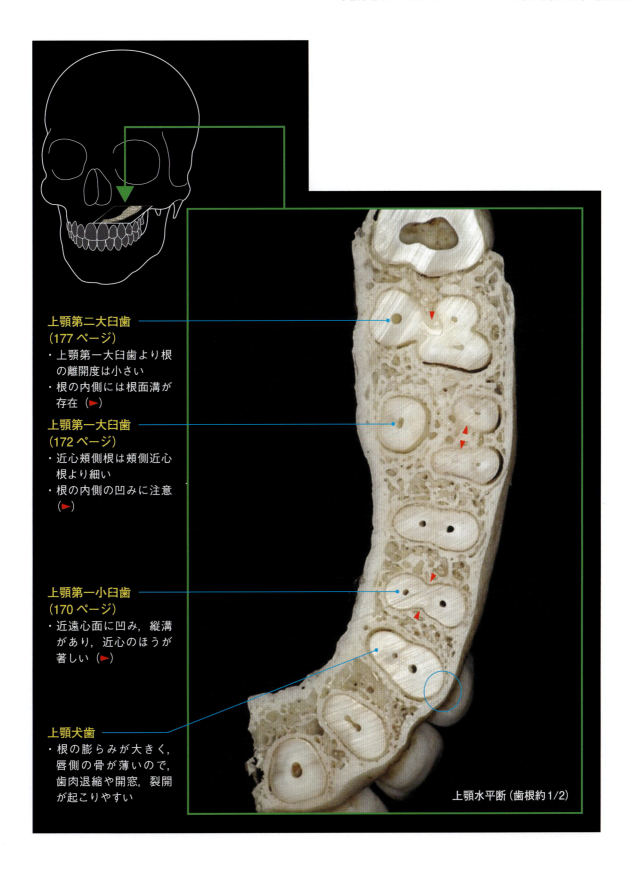

上顎第二大臼歯
（177 ページ）
・上顎第一大臼歯より根の離開度は小さい
・根の内側には根面溝が存在（▶）

上顎第一大臼歯
（172 ページ）
・近心頬側根は頬側近心根より細い
・根の内側の凹みに注意（▶）

上顎第一小臼歯
（170 ページ）
・近遠心面に凹み，縦溝があり，近心のほうが著しい（▶）

上顎犬歯
・根の膨らみが大きく，唇側の骨が薄いので，歯肉退縮や開窓，裂開が起こりやすい

上顎水平断（歯根約1/2）

163

2 下顎歯列

村上恵子・鍵和田優佳里・阿部伸一

下顎の歯の植立方向と歯根の形態を立体的に把握する

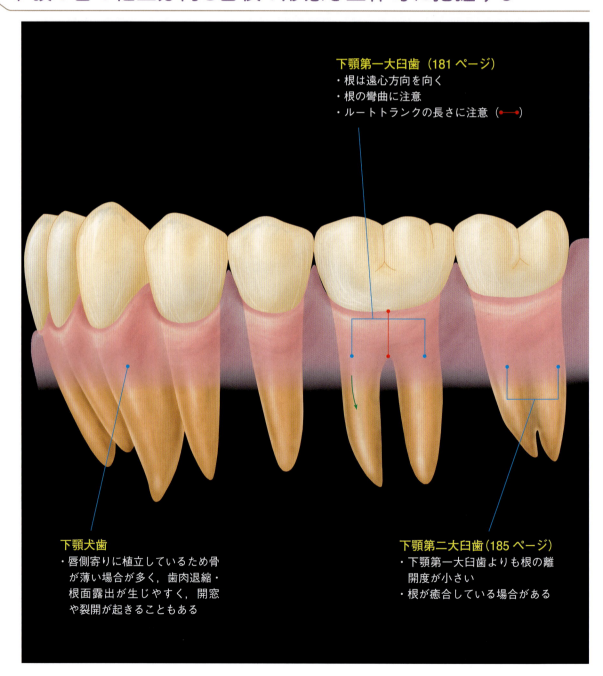

下顎第一大臼歯（181ページ）
・根は遠心方向を向く
・根の彎曲に注意
・ルートトランクの長さに注意（●—●）

下顎犬歯
・唇側寄りに植立しているため骨が薄い場合が多く，歯肉退縮・根面露出が生じやすく，開窓や裂開が起きることもある

下顎第二大臼歯（185ページ）
・下顎第一大臼歯よりも根の離開度が小さい
・根が癒合している場合がある

CHAPTER 4 手技を磨く！インスツルメンテーションに注意が必要な歯牙 徹底分析

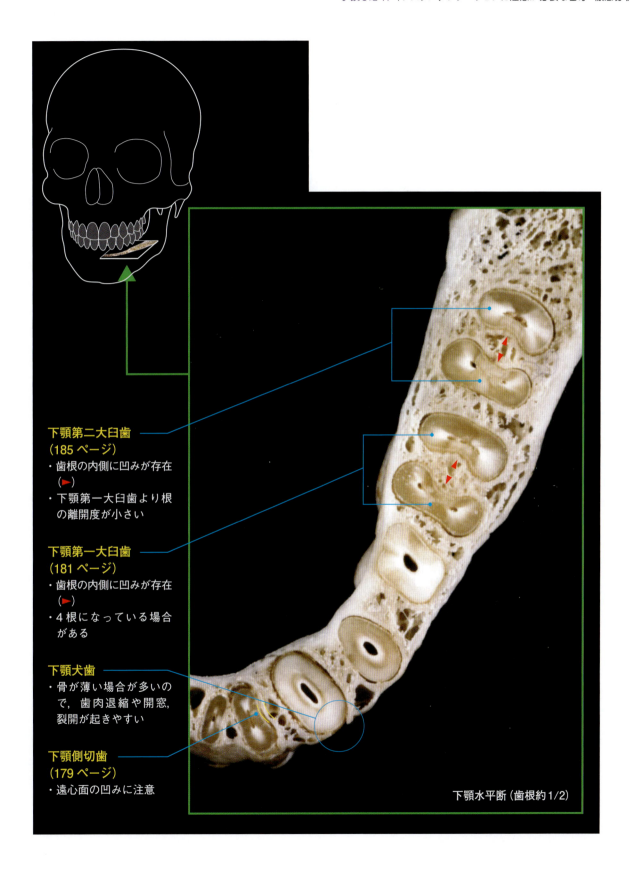

下顎第二大臼歯
（185 ページ）
・歯根の内側に凹みが存在（▶）
・下顎第一大臼歯より根の離開度が小さい

下顎第一大臼歯
（181 ページ）
・歯根の内側に凹みが存在（▶）
・4 根になっている場合がある

下顎犬歯
・骨が薄い場合が多いので，歯肉退縮や開窓，裂開が起きやすい

下顎側切歯
（179 ページ）
・遠心面の凹みに注意

下顎水平断（歯根約 1/2）

3 上顎切歯

村上恵子・阿部伸一

上顎中切歯の形態

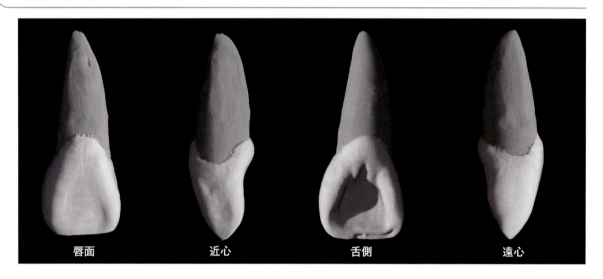

唇面　近心　舌側　遠心

上顎中切歯の水平断面

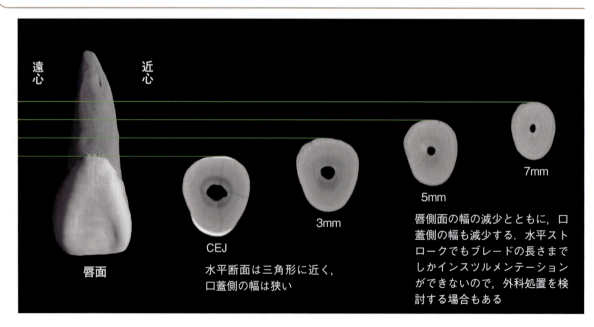

遠心　近心

唇面　CEJ　3mm　5mm　7mm

水平断面は三角形に近く，口蓋側の幅は狭い

唇側面の幅の減少とともに，口蓋側の幅も減少する．水平ストロークでもブレードの長さまでしかインスツルメンテーションができないので，外科処置を検討する場合もある

上顎側切歯口蓋側

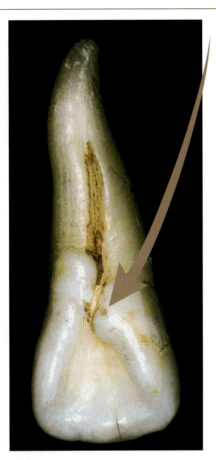

上顎側切歯の口蓋側には,「斜切痕(舌面歯頸溝)」が高い確率で発現する

(参考文献:上条雍彦:日本人永久歯解剖学.アナトーム社,1968, 27.)

Clinical Point

- 舌面歯頸隆線の中央部あたりから歯根に向かう縦溝(以下,斜切痕)が高い確率でみられ,歯周ポケットの形成を促す要因となる
- 斜切痕がある場合,溝の幅,長さなどを考慮し,インスツルメンテーション時に適切な器具を選択する必要がある

3 上顎切歯

斜切痕のある上顎側切歯への対応

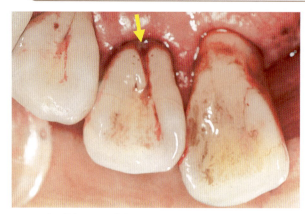

図1 　2̲| 口蓋側に斜切痕（矢印）が存在した．プロービングを行ったところ，7mmの歯周ポケットが認められた．口蓋側の歯肉は線維質であるため，器具の挿入が困難な場合もある

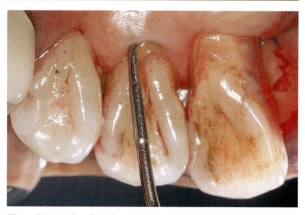

図2 　同SRP時．縦に入ったスリットのような溝（斜切痕）は，その溝の深さや長さにもよるが，通常のキュレットを用いた水平ストロークでは，ブレードの長さまでしか到達させることができない．できれば，シャンクの形態がストレートでブレードの小さいもの（「グレーシーアクセス0-00」や「サブ0」など）で，溝に沿って垂直ストロークを行う

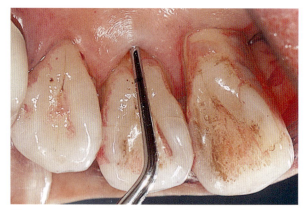

図3 　メインテナンス時．プロービングによって，炎症が起きていないかを必ず確認する．また，歯周ポケット内洗浄も，溝の形態に合わせたハンドインスツルメントや超音波スケーラー用チップなどを選択する

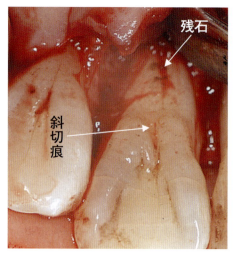

図4 　この症例（ 1̲| ）の場合，再評価の結果，非外科処置（SRP）では完全な歯石除去が不可能であったため，歯科医師に報告し，歯周外科処置を実施した．歯周ポケットが6mm以上でスケーラーが届かなかった部分に残石が認められた（図1〜3とは別症例）

CHAPTER 4 手技を磨く！インスツルメンテーションに注意が必要な歯牙 徹底分析

Instrumentation

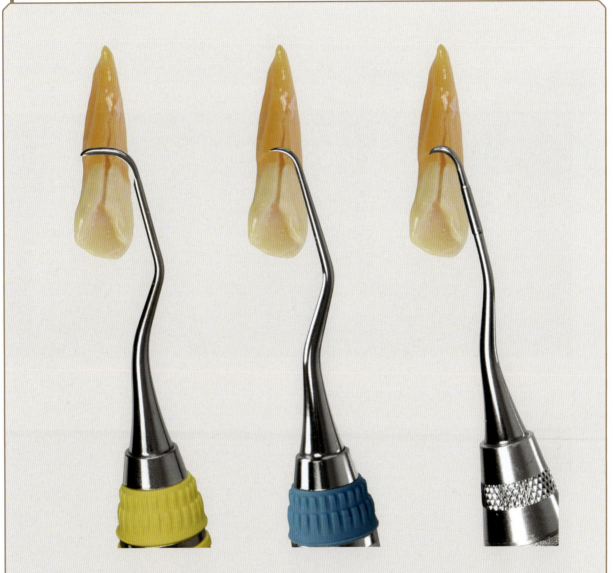

左からグレーシーキュレット（ヒューフレディ）レギュラー5/6，マイクロ5/6，サブ0を，それぞれ斜切痕に当てているところ．ブレードのデザイン，大きさ，長さは，歯肉の硬さ，歯根の幅，溝の状況，沈着している歯石の性状などに合わせて選択をし，インスツルメンテーションする

4 上顎第一小臼歯

鍵和田優佳里・阿部伸一

上顎第一小臼歯の形態

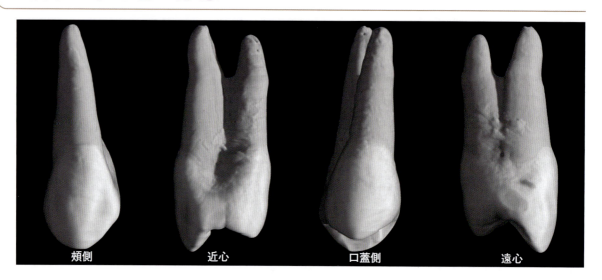

頰側　近心　口蓋側　遠心

上顎第一小臼歯の水平断面

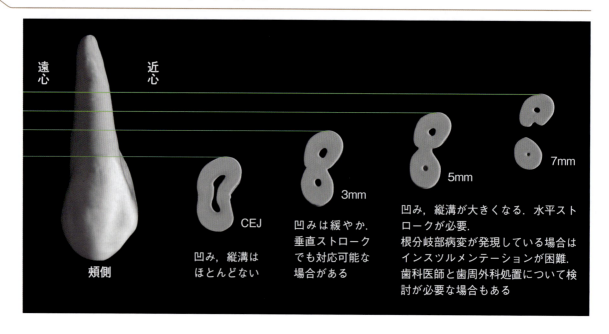

遠心　近心

頰側

CEJ
凹み，縦溝は
ほとんどない

3mm
凹みは緩やか．
垂直ストローク
でも対応可能な
場合がある

5mm

7mm

凹み，縦溝が大きくなる．水平スト
ロークが必要．
根分岐部病変が発現している場合は
インスツルメンテーションが困難．
歯科医師と歯周外科処置について検
討が必要な場合もある

Clinical Point

- 歯根は近・遠心的圧扁が強い
- 根は，頰側根・口蓋根の2根が多い（完全分岐，不完全分岐がある）
- 近心では根尖に向かって凹みや縦溝が大きくなり，根が分岐している場合もある
- 頰側と口蓋側に根があるため，エックス線写真上で根分岐部の位置やルートトランクを把握しにくい
- 近心面のほうが凹み・縦溝が著明だが，遠心面の凹みや縦溝にも注意が必要（図1）
- 根が癒着している場合にも，凹みができる（図2）

近遠心面の凹みに注意

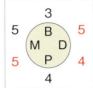

4̲のプロービング値（→）

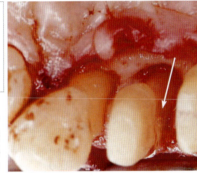 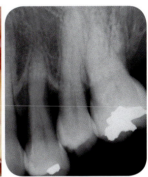

図1　4̲の近遠心面の凹み（矢印）がエックス線写真から予知できる．その凹みから垂直性骨吸収が起きたと考えられる．歯周外科処置時に根面の形態を確認しておきたい

根の形状や根面溝の凹み方はさまざま

図2　近心面より観察．歯種は同じであっても根の形状や根面溝にはさまざまな違いがある

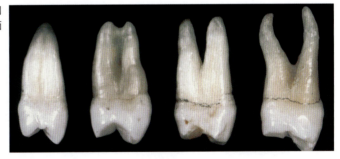

Instrumentation

●垂直ストローク

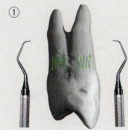

① ②

①凹みが緩やかな場合は，頰側・口蓋側から垂直ストロークで処置できる
②ブレードの先端1/3が根面から離れないように，すこしずつオーバーラップさせてストロークする．コンタクトポイント下は凹みが大きいので，ストロークをすこし斜めにする必要がある

●水平ストローク

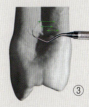

③

③凹みが大きく，垂直ストロークで処置できない場合のストローク．凹みが比較的緩やかな場合はブレード全体を使う．凹みが急な場合は，先端1/3を使用する

171

5 上顎第一大臼歯

村上恵子・鍵和田優佳里・阿部伸一

上顎第一大臼歯の形態

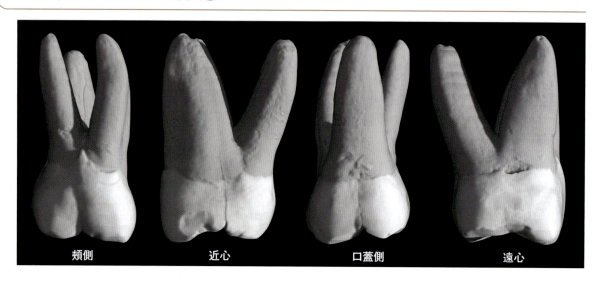

頰側　近心　口蓋側　遠心

上顎第一大臼歯の水平断面

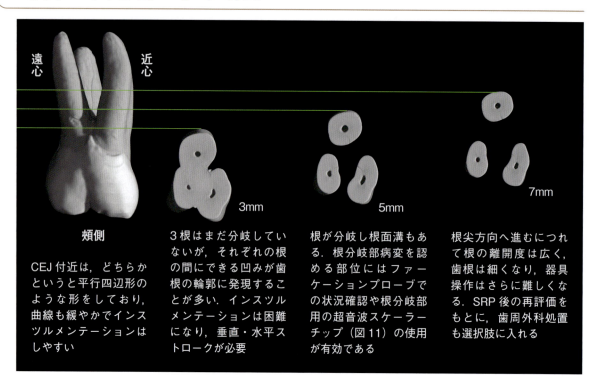

遠心　近心

3mm　5mm　7mm

頰側

CEJ付近は，どちらかというと平行四辺形のような形をしており，曲線も緩やかでインスツルメンテーションはしやすい

3根はまだ分岐していないが，それぞれの根の間にできる凹みが歯根の輪郭に発現することが多い．インスツルメンテーションは困難になり，垂直・水平ストロークが必要

根が分岐し根面溝もある．根分岐部病変を認める部位にはファーケーションプローブでの状況確認や根分岐部用の超音波スケーラーチップ（図11）の使用が有効である

根尖方向へ進むにつれて根の離開度は広く，歯根は細くなり，器具操作はさらに難しくなる．SRP後の再評価をもとに，歯周外科処置も選択肢に入れる

CHAPTER 4
手技を磨く！インスツルメンテーションに注意が必要な歯牙 徹底分析

Clinical Point

- 根分岐部は口蓋側から確認できるが，近心頬側根は遠心頬側根より大きいので，根分岐部の位置に注意する
- 近心の根分岐部は口蓋側寄りに，遠心の根分岐部はほぼ中央にある（図1）
- 一般に3つの根が存在するため根分岐部も3カ所あり，すべての歯根先端は，遠心方向へ傾いている
- 根面溝が存在することがあり，特に，近心頬側根は高い確率で認められる（図3）

根分岐部の位置を理解しておこう

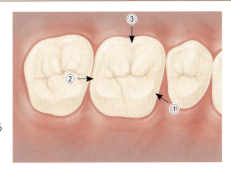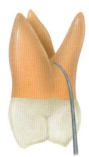

図1　根分岐部の位置
　①近心の根分岐部．口蓋側寄りにある
　②遠心の根分岐部．ほぼ中央にある
　③頬側の根分岐部

ファーケーションプローブで根分岐部の位置を確認する

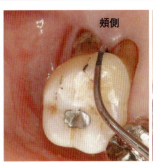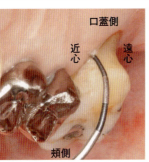

図2　3根の場合，エックス線写真での確認が困難なことが多いため，ファーケーションプローブを使って根分岐部病変の位置，奥行き，骨欠損・形態の確認した後にインスツルメンテーションを行う
（左：頬側根分岐部へのアプローチ，右：近心根分岐部へのアプローチ）

根面溝の発生確率は？

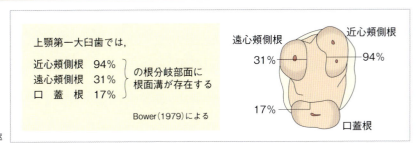

上顎第一大臼歯では，
近心頬側根　94％
遠心頬側根　31％
口蓋根　　　17％
の根分岐部面に根面溝が存在する
Bower（1979）による

図3　根面溝の発生確率

173

5 上顎第一大臼歯

Instrumentation

●歯周基本治療（初期治療）時

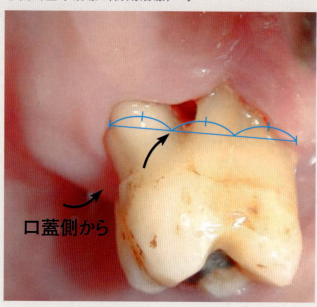

図4 近心に根分岐部病変が存在する場合，口蓋側からのほうがインスツルメンテーションのアプローチがしやすい．ただし，頬側根の内側に根面溝があるため，留意する必要がある（図3参照）

歯周基本治療における根分岐部病変へのアプローチは，炎症が伴う深い歯周ポケットへの対応となるため，高度な技術が求められる．そのため，インスツルメンテーション後の再評価は必須であり，また，歯周外科処置を検討すべき場合も多いので，必ず歯科医師への報告を行う

●インスツルメンテーション時のポイント

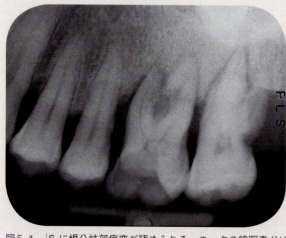
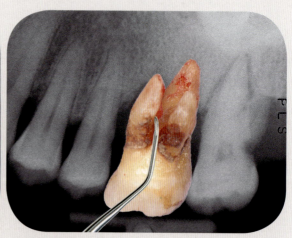

図5-1 |6 に根分岐部病変が認められる．エックス線写真だけでは歯根の形態，根分岐部病変の状態，歯肉縁下の歯石の付着の状態の把握は困難であるため，プローブでの確認は必須といえる

図5-2 実際の歯牙とエックス線像を比較するため，抜歯後の |6 をエックス線写真と重ね合わせてみた．近心根の遠心のインスツルメンテーションは図中で示すようにグレーシーキュレットの遠心用13/14を使用する．なお，遠心根の近心には11/12を用いる

CHAPTER 4 手技を磨く！インスツルメンテーションに注意が必要な歯牙 徹底分析

● メインテナンス（SPT）時

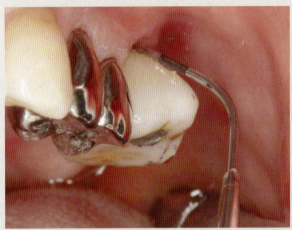 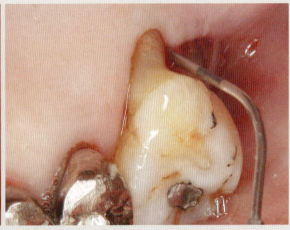

図6 メインテナンスでは，健康維持，炎症の再発防止を目的にしたインスツルメンテーションを行う．
根分岐部病変を認める部位には，デブライドメント後，超音波スケーラーを使用する．チップの先端に注水のために穴が2方向に開いているイリゲーションチップなどが有効と思われる

5 上顎第一大臼歯

歯周外科処置時に根の形態を確認してSPTに活かす

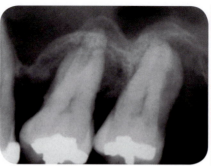
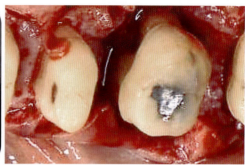

図7 |6のプロービング値，初診時のエックス線写真，および歯周外科処置時の口腔内．|6は根分岐部病変Ⅲ度であり，エックス線写真から根分岐部の位置やルートトランクの長さを予測できる．根分岐部は，CEJから5mm以内に存在することが多い．また，|6の近心頰側根と口蓋根の根分岐部は口蓋側寄りにある．
明視下で確認できる歯周外科処置時や，エックス線写真をはじめとする資料をもとに，歯根の開き具合を観察などを把握し，SPTに活かす

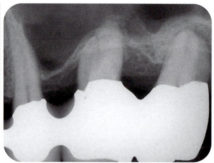
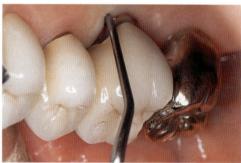

図8 歯周外科処置後のプロービング値，エックス線写真およびSRP時の口腔内．Ⅲ度であった根分岐部病変は，近心・遠心Ⅰ度にまで改善された．根分岐部の位置をファーケーションプローブで確認し，根分岐部内のプラーク除去には，ブレードが小さいインスツルメントを使用する

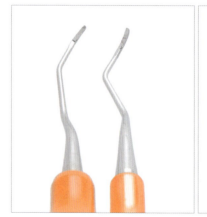
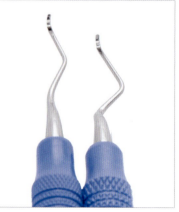

図9 グレーシーキュレット（左：近心用11/12と15/16，右：遠心用13/14と17/18）は，狭いポケットや根分岐部のインスツルメンテーションに最適である

176

上顎第二大臼歯

村上恵子・鍵和田優佳里・阿部伸一

上顎第二大臼歯の形態

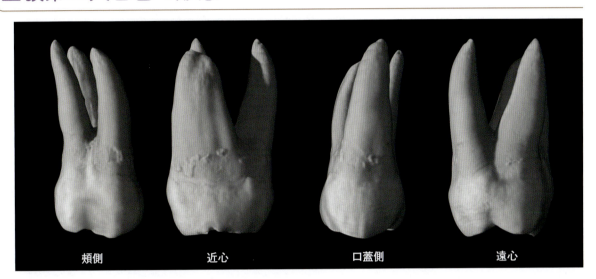

頬側　　近心　　口蓋側　　遠心

上顎第二大臼歯の水平断面

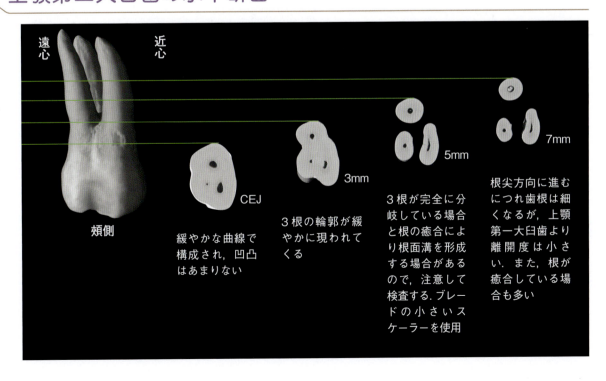

遠心　近心

頬側

CEJ: 緩やかな曲線で構成され，凹凸はあまりない

3mm: 3根の輪郭が緩やかに現われてくる

5mm: 3根が完全に分岐している場合と根の癒合により根面溝を形成する場合があるので，注意して検査する．ブレードの小さいスケーラーを使用

7mm: 根尖方向に進むにつれ歯根は細くなるが，上顎第一大臼歯より離開度は小さい．また，根が癒合している場合も多い

177

6 上顎第二大臼歯

Clinical Point

- 上顎第一大臼歯（172ページ参照）より歯根の離開度は小さい．したがって，インスツルメンテーションはさらに困難になる
- 根が癒合している場合があり，その多くは根面に溝が発現する
- 智歯の埋伏あるいは抜歯後の影響で，遠心部に垂直性の骨吸収が現われることがある
- 咬合性外傷の影響を受けやすく，咬合の影響から垂直性骨吸収を生ずることがある

根の離開度の狭さがアプローチを難しくする

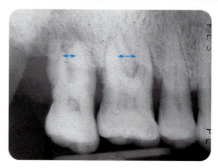
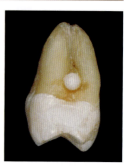

図1 上顎第二大臼歯は，上顎第一大臼歯より根の離開度が狭いことがわかる

図2 エナメル滴．上顎第二大臼歯に発生しやすい

咬合性外傷を受けやすく，SRPも難しい

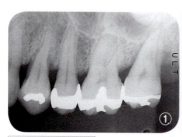
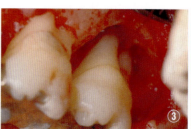
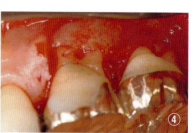

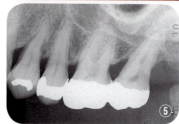

図3-①，② 術前のエックス線写真と|7 のプロービング値．エックス線写真から根の離開度が狭いことが確認できる．咬合性外傷により垂直性骨吸収を生じ，根分岐部病変が認められたが，完全には分岐しておらず，グルーブ状だった

図3-③ フラップ時．|7 に深い垂直性骨吸収が認められる．やはり根は完全離開していない．GTR法により新付着の再生を試みた

図3-④ メンブレン除去から10カ月後．再度同部位を確認したところ，根分岐部近くまで新付着が得られていることがわかる

図3-⑤ メインテナンス10年目．骨の状態は安定している

7 下顎側切歯

鍵和田優佳里・阿部伸一

下顎側切歯の形態

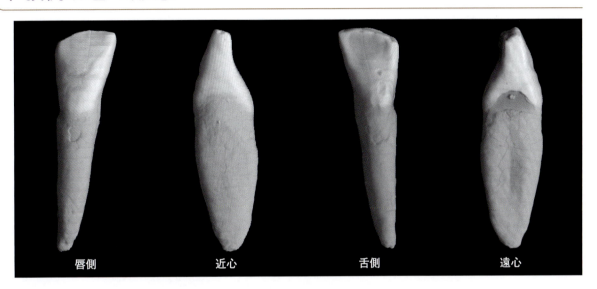

下顎側切歯の水平断面

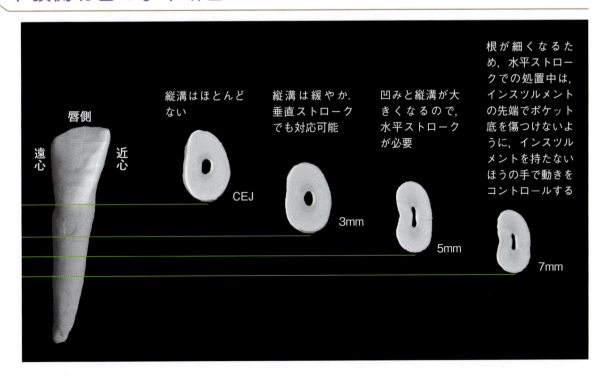

7 下顎側切歯

Clinical Point

- 歯根の遠心面に、縦溝が高い確率でみられる
- 隣接面から見た唇側縁の豊隆がもっとも大きくなる場所が歯根の上方にあるため、インスツルメンテーション時に注意が必要（プローブやキュレットが入りにくい）

歯根遠心面の縦溝への対応

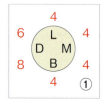
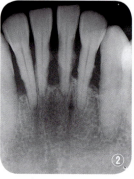
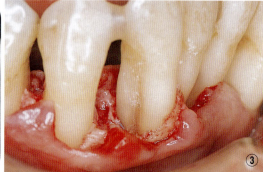

図1 初診時の|2|のプロービング値とエックス線写真、歯周外科処置時の|2|の遠心面．縦溝が確認できる

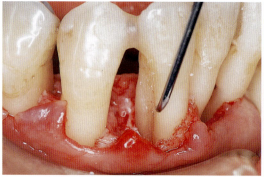
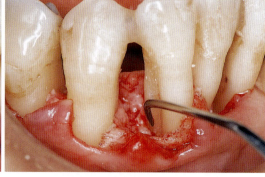

図2-1 遠心面の上部は縦溝が浅いため、垂直ストロークで対応する

図2-2 歯根中央部から根尖寄りは、縦溝が深いため、水平ストロークで処置をする

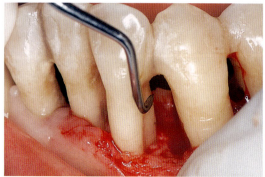
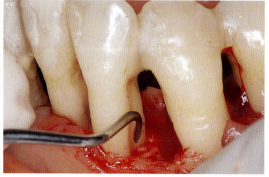

図3 複屈曲キュレットを使用した|2|遠心面へのアプローチの一例（左：垂直ストローク，右：水平ストローク）

8 下顎第一大臼歯

村上恵子・阿部伸一

下顎第一大臼歯の形態

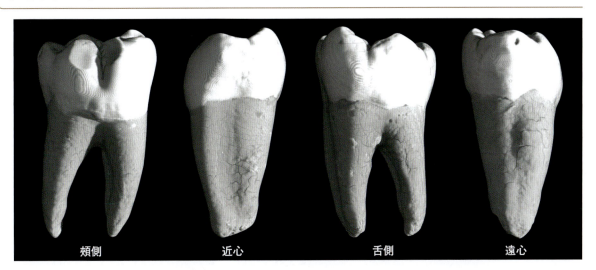

頬側　近心　舌側　遠心

下顎第一大臼歯の水平断面

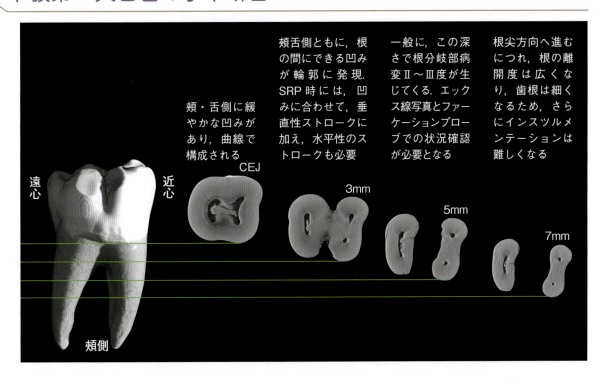

下顎第一大臼歯

Clinical Point

- 根分岐部は，頬舌側ともに近遠心的にほぼ中央に位置する
- ルートトランクの長さによって，根分岐部の位置が大きく変わる（図1）
- 根の離開度は個人差があるため，エックス線写真での確認が必須である
- 根分岐部付近の歯根の内側にも凹みが存在する
- エナメル突起（図2，187ページ参照）の発現率が高い

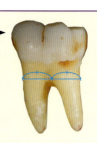

エックス線写真からルートトランクの長さと根の離開度を確認しておこう

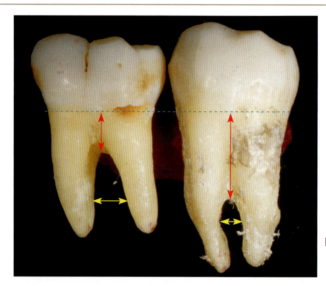

図1 同じ歯種であっても，根の離開度やルートトランクの長さはさまざまである

根分岐部病変や歯肉退縮につながりやすいエナメル突起

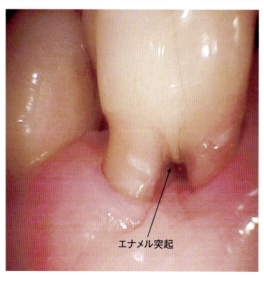

エナメル突起

図2 エナメル突起が，根分岐部から根分岐部内へとつながって存在している．このケースでは，エナメル突起があることで根分岐部病変Ⅲ度となり，トンネル状の骨吸収と歯肉退縮も認められる

Instrumentation

複根歯の場合，根分岐部病変があるとインスツルメンテーションの難易度が高くなります．

下顎第一大臼歯の歯根は頬舌的に幅があるため，手用スケーラーを頬側・舌側両方からオーバーラップさせ，水平ストロークでアプローチしたいところですが，実際は困難な場合が多く，歯周外科処置が必要になることも多いでしょう．

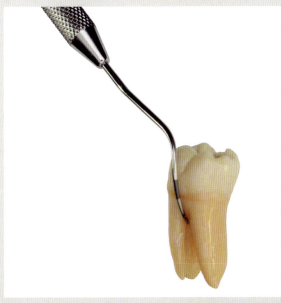

図3 ファーケーションプローブによる根分岐部病変部の形態や水平的な深さを探るが，必ずエックス線写真でも確認する必要がある

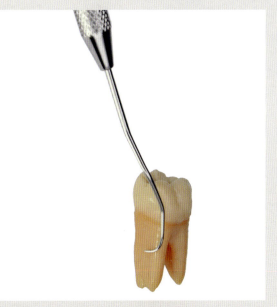

図4 EXD11/12エキスプローラーは，グレーシーキュレットのシャンクと同じ形態をしており，前歯から臼歯，どの歯面にも適応がよい．先端が細いため，歯石探知や根面の状態，補綴物の適合などを調べるのに優れている

下顎第一大臼歯

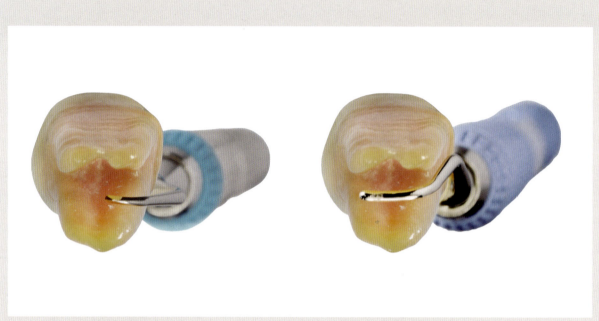

図5 根尖方向から見た根分岐部にグレーシーキュレットのマイクロミニを当てたときと（左），レギュラーのカッティングエッジを当てた場合（右）の比較．マイクロミニのブレードは，短く，近心根の遠心面や遠心根の近心面の凹面に沿うように当てられ，到達性もよい

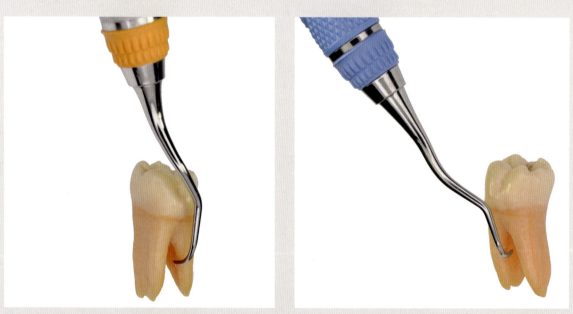

図6 グレーシーキュレット11/12を遠心根の近心面に当てているところ（左）と，グレーシーキュレット13/14を近心根の遠心面に当てているところ（右）．ブレードの大きさ，幅，長さはそのときの根分岐部や歯根面の状況により，ブレードがレギュラーサイズ，ミニサイズ，あるいはマイクロサイズのキュレットスケーラーを選択する

下顎第二大臼歯

村上恵子・鍵和田優佳里・阿部伸一

下顎第二大臼歯の形態

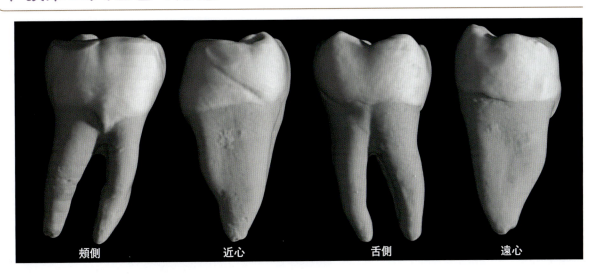

頬側　近心　舌側　遠心

下顎第二大臼歯の水平断面

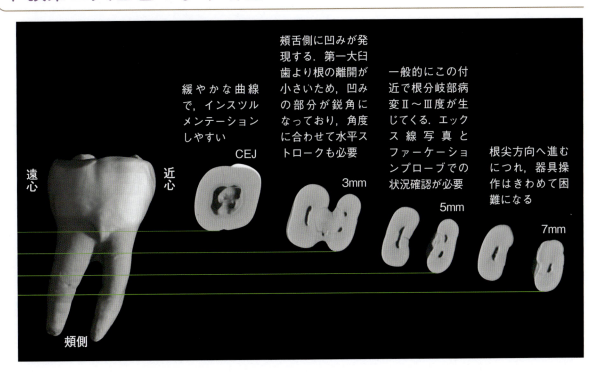

遠心　近心

頬側

緩やかな曲線で，インスツルメンテーションしやすい

CEJ

頬舌側に凹みが発現する．第一大臼歯より根の離開が小さいため，凹みの部分が鋭角になっており，角度に合わせて水平ストロークも必要

3mm

一般的にこの付近で根分岐部病変Ⅱ～Ⅲ度が生じてくる．エックス線写真とファーケーションプローブでの状況確認が必要

5mm

根尖方向へ進むにつれ，器具操作はきわめて困難になる

7mm

9 下顎第二大臼歯

Clinical Point

- 一般的に，下顎第一大臼歯（182ページ参照）より歯根が短く，根分岐部の離開度が小さく癒合傾向が強い．そのため，近・遠心根が癒合した「樋状根」がみられることも多い（図1）．エックス線写真では1根に見えるので注意しなくてはならない
- 下顎第三大臼歯が埋伏している場合は，下顎第二大臼歯遠心への影響を考慮し，埋伏状態を確認する必要がある（図2）
- エナメル質が根尖方向に伸長したエナメル突起が頻発する（図3～7）

下顎第二大臼歯に発現しやすい「樋状根（といじょう）」

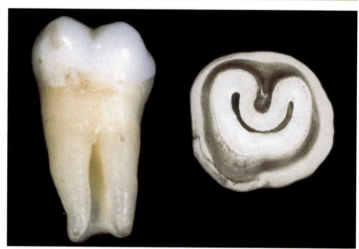

図1 樋状根．近・遠心根が頬側で癒合している．頬側から見ると単根だが，舌側から見ると深い縦溝で2分されている．近遠心根の歯髄が連なる

8の埋伏が7に大きくかかわった症例

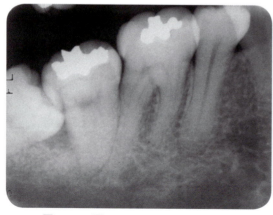
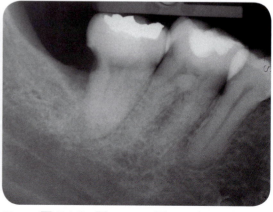

図2-1 7の遠心に8が埋伏している．プロービングでは，PPD5mmのところで8の歯冠に触れることができる

図2-2 8抜歯後．8の影響で7の遠心の歯肉縁下部に吸収像（齲蝕の可能性もある）が生じていた．また，PPD7mmの垂直性骨吸収が認められた

エナメル突起への外科的対応

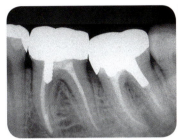
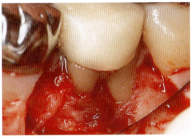
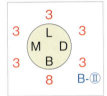
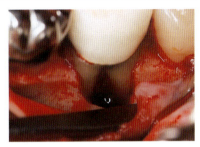

図3 初診時のエックス線写真，プロービング値とフラップ時の7̲．エナメル突起が根分岐部内に入っていることが確認できる．エナメル突起部分は，上皮性付着であるため剥がれやすく，歯周ポケット形成の原因になる．エックス線写真からは，7̲は6̲より根離開度が小さく，インスツルメンテーションが難しいことがわかる

図4 エナメル突起を除去し，根面のSRPを行った

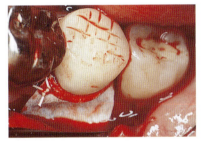
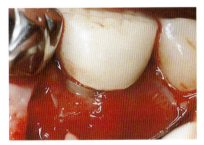
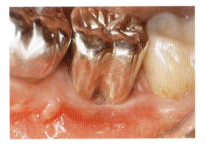

図5 GTR法により結合組織性の付着を得るため，メンブレンを設置した

図6 メンブレン除去後

図7 最終補綴物の装着

Instrumentation

●近心傾斜している下顎第二大臼歯への対応

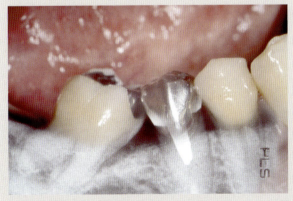
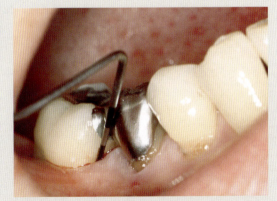

図8-1 6̲を早期に喪失し，そのまま放置していたことが原因で，7̲が近心傾斜を起こしている（口腔内写真とエックス線写真を重ね合わせた合成写真）

図8-2 近心傾斜部は角度があるため，プローブを歯軸方向に挿入する．また，インスツルメンテーションでは，シャンクの長いグレーシーキュレット11／12が使いやすい

監修者
編者
執筆者一覧

◉ 監修

井出吉信

1972年　東京歯科大学卒業
1976年　東京歯科大学大学院修了
1984年　東京歯科大学解剖学講座 教授
2011年〜 東京歯科大学 学長
2017年〜 東京歯科大学 理事長

◉ 編

阿部伸一

1989年　東京歯科大学卒業
1993年　東京歯科大学大学院修了
2010年〜 東京歯科大学解剖学講座 教授

小林明子

1977年　東京歯科技工専門学校卒業
1997年　日本医学院歯科衛生士専門学校卒業
1990年〜 小林歯科医院

村上恵子

1986年　California Cerritos College 卒業
1990年〜 村上歯科医院

◉ 執筆者一覧（五十音順）

阿部伸一　東京歯科大学 解剖学講座 教授

井出吉信　東京歯科大学 理事長・学長

小髙研人　東京歯科大学 歯科放射線学講座 助教

鍵和田優佳里　神奈川歯科大学短期大学部 客員教授，日本歯周病学会認定歯科衛生士

片倉　朗　東京歯科大学 口腔病態外科学講座 教授

後藤多津子　東京歯科大学 歯科放射線学講座 教授

小林明子　小林歯科医院（東京都），日本歯周病学会認定歯科衛生士

佐藤正樹　東京歯科大学 生物学研究室 講師

品田和美　黒田歯科医院（東京都），日本歯周病学会認定歯科衛生士

橋本貞充　東京歯科大学 生物学研究室 教授

松永　智　東京歯科大学 解剖学講座 准教授

村上恵子　村上歯科医院（東京都），日本歯周病学会認定歯科衛生士

矢島安朝　東京歯科大学 口腔インプラント学講座 教授

山本将仁　東京歯科大学 解剖学講座 講師

デンタルハイジーン別冊

歯周病を治す SRP
できる歯科衛生士のスキルと知識

沼部幸博・貴島佐和子・土屋和子 編著

AB判／128頁／オールカラー
定価（本体3,200円＋税）
注文コード：390540

"SRP"を効果的に実践するために必要な知識とテクニックが見てわかる！

"歯周基本治療を行ったけれど，炎症が改善しない"
"適切なSRPができているのかわからない"……
悩める歯科衛生士の皆さんの必読書！

- 本書では，「"歯周病を治す（炎症をコントロールし，歯周病を長期に管理する）"ためには何が必要か？」という視点から，SRPにまつわるスキルと知識をまとめました．基本から応用に至るSRPのテクニックや，「なぜ歯石をとるのか？」といったSRPの根拠となる歯周病の病因論，歯の解剖学的特徴やインスツルメントについても，くわしく解説しています．
- SRPに関する悩みの原因や，それを解決するためのヒントがきっとみつかります！新人からベテランの方まで，すべての歯科衛生士の臨床に役立つ一冊です．

CONTENTS

Chapter1	"治すSRP"と"治せないSRP"
Chapter2	SRPに必要な歯の解剖学的特徴
Chapter3	歯周治療の進め方とチャートの記載方法・読み方
Chapter4	ハンドスケーラーとパワー（超音波・エア）スケーラーを使い分けるための基本知識
Chapter5	プロービングとエキスプローリング
Chapter6	ハンドスケーラーの基本操作
Chapter7	超音波スケーラーの基本操作
Chapter8	SRPの実践

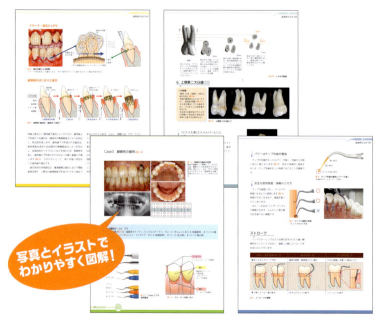

写真とイラストでわかりやすく図解！

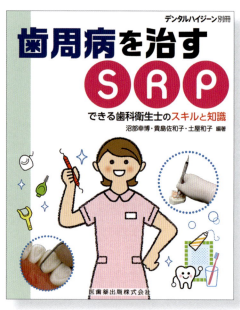

医歯薬出版株式会社
〒113-8612 東京都文京区本駒込1-7-10
TEL：03-5395-7630　FAX.03-5395-7633　https://www.ishiyaku.co.jp/

やさしくわかる
歯と口腔のビジュアルガイド　　　　ISBN978-4-263-46154-9

2019年11月20日　第1版第1刷発行

監修者　井　出　吉　信
発行者　白　石　泰　夫
発行所　医歯薬出版株式会社
〒113-8612　東京都文京区本駒込1-7-10
TEL.（03）5395-7634（編集）・7630（販売）
FAX.（03）5395-7639（編集）・7633（販売）
https://www.ishiyaku.co.jp/
郵便振替番号　00190-5-13816

乱丁，落丁の際はお取り替えいたします　　　印刷・三報社印刷／製本・皆川製本所
© Ishiyaku Publishers, Inc., 2019. Printed in Japan

本書の複製権・翻訳権・翻案権・上映権・譲渡権・貸与権・公衆送信権（送信可能化権を含む）・口述権は，医歯薬出版（株）が保有します．
本書を無断で複製する行為（コピー，スキャン，デジタルデータ化など）は，「私的使用のための複製」などの著作権法上の限られた例外を除き禁じられています．また私的使用に該当する場合であっても，請負業者等の第三者に依頼し上記の行為を行うことは違法となります．

JCOPY ＜出版者著作権管理機構　委託出版物＞
本書をコピーやスキャン等により複製される場合は，そのつど事前に出版者著作権管理機構（電話03-5244-5088，FAX 03-5244-5089，e-mail:info@jcopy.or.jp）の許諾を得てください．

デンタルハイジーン別冊

プロケアの本

編著 新田 浩・茂木美保・小林宏明

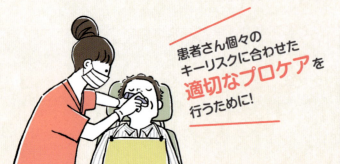

患者さん個々の
キーリスクに合わせた
適切なプロケアを
行うために！

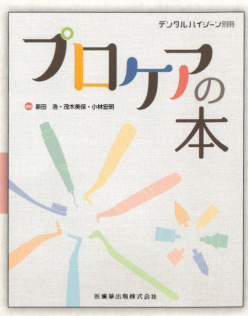

**プロケアの知識・技術の向上に役立つ
ビジュアルな実践書!!**

- プロケアは歯面清掃だけでなく，フッ化物応用やセルフケア指導，食事指導，口腔機能へのアプローチなど多岐にわたり，予防・メインテナンスに欠かせません．
- 本書ではプラークをターゲットとしたケアの手順や器材の選び方をはじめ，齲蝕・歯周病の予防を目的としたプロケアの方法，さらには小児や高齢者，インプラント患者，矯正治療患者といったケースに合わせたケアの工夫やリスクの見方などを，豊富な写真とともにわかりやすく解説．

■ AB判／128頁／カラー
■ 定価（本体3,300円＋税）
注文コード：390600

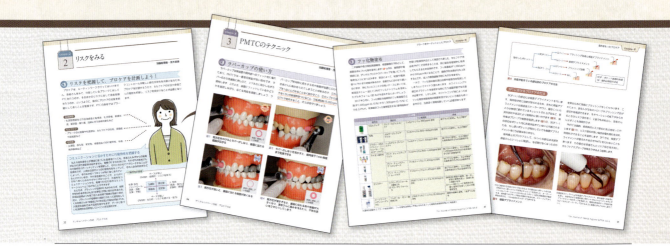

医歯薬出版株式会社　〒113-8612 東京都文京区本駒込1-7-10　TEL03-5395-7630　FAX03-5395-7633　https://www.ishiyaku.co.jp/